实用洁净手术部护理管理

主　审　赵作伟
主　编　丁淑贞　么　莉
副主编　于　霓　刘永宁　于桂花

编　委（按姓氏笔画排序）

于　洁　于　艳　王晓玲　王晓梅
王爱民　白雅君　刘红华　刘常莉
孙　黎　孙凤香　许晓丽　吴　伟
李晓燕　杜　萌　杨　丽　邴丽婷
林　静　罗　莹　金　嵩　姜淑久
凌　峰　徐凤侠　韩　玲

中国协和医科大学出版社

图书在版编目（CIP）数据

实用洁净手术部护理管理／丁淑贞、么莉主编. —北京：中国协和医科大学出版社，2012.6

ISBN 978 - 7 - 81136 - 671 - 6

Ⅰ. ①实… Ⅱ. ①丁… ②么… Ⅲ. ①手术室 - 护理 - 工作 Ⅳ. ①R472.3

中国版本图书馆 CIP 数据核字（2012）第 074056 号

实用洁净手术部护理管理

主　　编：丁淑贞　　么　莉
责任编辑：吴桂梅　　姜淑惠

出版发行：**中国协和医科大学出版社**
　　　　　（北京东单三条九号　邮编100730　电话65260378）
网　　址：www.pumcp.com
经　　销：新华书店总店北京发行所
印　　刷：北京佳艺恒彩印刷有限公司

开　　本：700×1000　1/16 开
印　　张：15
字　　数：250 千字
版　　次：2012 年 7 月第一版　　2012 年 7 月第一次印刷
印　　数：1—5000
定　　价：35.00 元

ISBN 978 - 7 - 81136 - 671 - 6/R・671

内 容 提 要

　　《实用洁净手术部护理管理》是一部系统论述洁净手术部护理管理的著作，是根据当前洁净手术部的实际需求和作者多年临床经验编写。全书内容包括：洁净手术部（室）布局及设置、洁净手术部（室）的仪器设备及管理、洁净手术部（室）人员工作职责及质量标准、洁净手术部常规管理制度、洁净手术部基础技术操作管理、洁净手术部的应急预案等。

　　本书的内容丰富，结构清晰，实用性强。对洁净手术部护理及管理工作具有很强的指导作用，适合护理专业专科生、本科生及临床各科医务人员参考学习。

前　言

洁净手术部是外科医生治病救人的场所，是外科技术发展的平台，同时也是洁净手术部护理人员展示专业技能的舞台。洁净手术部护士的工作状态、业务水平及配合能力直接影响着手术的成败。

随着洁净手术部护理管理理论、护理模式及护理观念的转变，市场竞争机制的引进，洁净手术部护理管理只有紧跟外科发展的步伐，依靠制度建设和规范化的培训来提高护士专业水平，才能形成一支高素质的护理专业队伍。不仅要注重新知识、新技术、新能力的教育、培训和运用，还要遵守法律、法规、规章和各种规范的要求。因此，编写一本适应新情况、新要求并体现新形势下洁净手术部各项护理工作的管理书籍，是十分必要的。

为适应市场需求，更好地满足众多读者，第41届南丁格尔奖获得者——丁淑贞主任护师组织有关专家编写了这本《实用洁净手术部护理管理》，其编写目的是为了能够规范管理洁净手术部的工作。

本书为洁净手术部护理管理工作的参考书，可供洁净手术部管理者、护理工作者及各手术专科护理工作者参考使用。

本书涉及内容广泛，虽经全体编者精心编写、反复修改，疏漏和不当之处在所难免，欢迎广大读者不吝赐教，予以指正，在此谨表谢意。

编　者

2012 年 1 月

目　　录

第一章　洁净手术部（室）布局及设置

2002 年 12 月，根据建设部建标［2002］85 号文的要求，由卫生部负责主编，具体由中国卫生经济学会医疗卫生建筑专业委员会会同有关设计、研究单位共同编制的《医院洁净手术部建筑技术规范》颁布后，洁净手术部（室）的建设出现了加速趋势。因此，作为洁净手术部（室）的工作人员有必要学习相关知识，对手术部实施规范管理，使其在建筑设计、施工质量、检测、验收中，符合国家卫生部颁布的医院洁净手术部建筑技术规范要求和卫生标准。

第一节　洁净手术部（室）建筑布局的基本要求

洁净手术部（室）的功能、性质要求建筑设计应符合《医院洁净手术部建筑技术规范》的要求。建筑设计强调平面布局，人流、物流的合理和通畅，环境应清洁、安静，交通应便利，远离污染源。目的是尽可能降低交叉感染的风险，实行全过程感染控制。

一、洁净手术部（室）的环境布局

1. 洁净手术部（室）在医院内的位置　洁净手术部（室）应位于医院中环境安静、污染较少的地段或其他人不常活动的区域，通常可设在单独一端或专用一层，并尽可能减少尘埃，远离污染源，并与 ICU 中心、血库、病理科、外科等手术科室邻近。手术部（室）不宜设在首层或顶层，并要进行防水、防震、隔音处理。

2. 手术部（室）的平面设计　手术部（室）的平面设计要求做到分区明确、供应方便、洁污分流、无交叉感染、使用合理。手术间、刷手间及无菌物品存放间等布置在内走廊（洁净处置通道）的周围，手术部（室）内走廊供工作人员、无菌器械及敷料的进出，手术部（室）外围设非洁净处置通道，供手术患者及污染器械、敷料进出。

二、洁净手术部（室）分区

洁净手术部（室）常规分为 3 个区、4 个通道，即洁净区、准洁净区和非洁净区，患者通道、医务人员通道、无菌物品通道和污物通道。

1. 洁净区 包括手术间、手术间内走廊、无菌物品存放间、药品室、麻醉预备室等。

2. 准洁净区 包括器械室、敷料室、洗涤室、消毒室、手术间外走廊、恢复室、石膏室等。

3. 非洁净区 包括办公室、会议室、实验室、标本室、污物室、资料室、电视教学室、值班室、更衣室、更鞋室、医护人员休息室、手术患者等待室等。

三、洁净手术部（室）的建筑要求

1. 设计单位应做好设计前期的准备工作。根据医院总体设计要求和手术部的技术标准，确定适当的洁净等级，合理使用建筑面积，做到经济实用、维护方便。

2. 施工工程所用主要材料、设备、成器、半成品均应符合设计规定，无合格证明的不得使用。

3. 洁净手术部要求密闭性高，无论是传统手术室，还是净化手术室，在门窗建筑方面，都应考虑其密闭性能。一般为封闭式无窗手术间，外走廊一般也不做开窗设计，传统手术室外走廊开窗也应避免与手术间对流。

4. 洁净手术部有利于洁净环境，手术室装修一定要满足不产生和不吸附尘埃、耐磨、耐清洗、耐药物、耐腐蚀、易于擦拭消毒的要求。

5. 洁净手术部不宜设在首层和顶层，应设于设备（可不含大型制冷机组）层的下一层，并且必须采取有效措施进行防水、防震、隔音处理。

6. 洁净手术部洁净区与非洁净区之间应设面积不小于 $3m^2$ 的缓冲室，其洁净度级别应与洁净度高的一侧同级，洁净区内在不同空气洁净度级别区域之间，宜设置隔断门，并设物流传递窗。

7. 洁净手术部的内部平面布置和通道形式应符合功能流程短捷和洁、污分明的原则，一般可选用尽端布置、中心布置、侧向布置或环状布置中的一种。污物可就地消毒和具有包装措施的可采用单通道，否则应采用洁、污分开的双通道；具备分流条件时，可采用多通道；非洁净处置通道宜设计为准洁净区。

8. 洁净手术部的净高宜为 2.8~3m。

9. 洁净手术部人、物所用电梯不应设在洁净区。受条件限制必须设在洁净区时，则必须在出口设缓冲室。

10. 洁净手术部刷手间宜分散设置，每 2~4 间手术室单独设立一间刷手间。当条件具备时，也可将刷手池设在洁净走廊内。

11. 洁净手术部的地面应采用耐磨、耐腐蚀、不起尘、易清洗和防止产生静电的材料。一般情况下可采用现浇嵌铜条水磨石地面。

12. 洁净手术部的墙面应采用不起尘、平整易清洁的材料。一般情况下可采用整体或装配式壁板，Ⅲ、Ⅳ级洁净用房可采用大块瓷砖或涂料，缝隙应抹平。

13. 洁净手术部的门净宽不宜小于1.4m，采用设有自动延时关闭装置的电动悬挂式自动推拉门。

14. 洁净手术部及Ⅰ、Ⅱ级洁净辅助用房不应设外窗，应采用人工照明。Ⅲ、Ⅳ级洁净辅助用房可设双层密闭外窗。

四、洁净手术部（室）的基本类型及管理

洁净手术部（室）的基本类型及要求见表1-1。

表1-1 洁净手术部（室）的基本类型及要求

基本类型	定义	优点	缺点	要求
单通道型	手术部（室）中间是一条洁净通道，两侧布置手术间和辅助用房。无菌物品、手术部工作人员和患者都在一条通道上通过，手术后的污物装入污物袋封闭后也经此通道运出	能有效利用面积，人流和物流的路线最短，符合人们的习惯	洁、污人流和洁、污物流在同一通道上，在空间中难以划分洁、污流线	手术后污物必须装入可密闭的污物袋内运出、尽可能利用非手术高峰的时间，安排无菌物品的进入和储存
中心岛型	一个无菌物品通道，由专门护士将无菌物品分配、存放在通道内的各储物柜内。储物柜的一侧通向手术部，另一侧通向无菌物品供应区。中心岛被所有洁净手术间包围。洁净手术区外是环廊。术前、术后的工作人员、患者，以及术后的污物流线均置于环廊	物流线路清晰，有利于一次性物品的使用，可将手术后所有物品作为污物打包运出，不再分类，从而降低了对员工的技能要求	必须要有丰富的资源、大量的人力，手术部（室）占地面积大	统筹、合理安排无菌物品供应区域的工作，工作人员数量和工作时间可根据日手术量的高峰和低峰时间作适当调整

续 表

基本类型	定义	优点	缺点	要求
洁、污双通道型	手术部（室）中央为一条洁净通道，所有手术间的大门朝向洁净通道，所有手术间的小门朝向污物通道、工作人员、患者以及无菌物品均经洁净通道出入，手术后的污染物品经污物通道运出	手术后的污物就地处理，尽可能缩小污染范围；工作人员和患者在同一流线上，对患者的照顾更有利；符合工作人员的行走习惯，容易被工作人员接受	手术前后的人流与无菌物品供应流线会在同一通道上	尽可能将无菌物品的供应时间与人流高峰错开进行。双通道的工作人员可用服装和鞋的不同颜色来严格区分
单元型	每个手术间一般带3个前室，形成一个独立的单元控制体。前室分别为刷手间、麻醉诱导间和污物处理间	一个单元就是一个独立的功能区，其降低了通道本身对人流和物流的要求，简化了管理	需要大量的设备和资源，需要较大的占地面积	严格训练护士的独立工作能力和高水平的应急情况处理能力，加强团队配合意识和互助精神

第二节　洁净手术部（室）的净化标准与设计

一、洁净手术部（室）的净化标准

空气洁净的程度是以含尘浓度衡量。含尘浓度越高则洁净度越低，反之洁净度则越高（表1-2）。

表1-2　我国有关洁净手术部（室）的标准

级别	用途	静态空气洁净度级别		
		≥0.5μm 尘粒数（粒/m³）	手术区	周边区
Ⅰ	特殊洁净手术室	≤3500	100 级	1000 级
Ⅱ	标准洁净手术室	≤35000	1000 级	10000 级
Ⅲ	一般洁净手术室	≤350000	10000 级	100000 级
Ⅳ	准洁净手术室	≤3500000	300000 级	

二、洁净手术部（室）细菌菌落总数卫生标准

洁净手术部（室）细菌菌落总数卫生标准见表1-3。

表 1-3 细菌菌落总数卫生标准（GB15982）

环境级别	标准		
	空气（个/m³）	物体表面（个/cm²）	手（个/cm²）
Ⅰ类	≤10	≤5	≤5
Ⅱ类	≤200	≤5	≤5
Ⅲ类	≤500	≤10	≤10
Ⅳ类	—	≤15	≤15

三、洁净手术部（室）的设计

1. 洁净手术室的环境布局

（1）医院内的位置：洁净手术部应位于医院中环境幽静、较小污染的地段或其他人不常活动的区域，通常可设在单独一端或专用一层，并尽可能减少尘埃，远离污染源。要与血库、病理科、外科系统等手术科室邻近。

（2）周围环境设计：洁净手术部环境要合理规划，周围的道路应设立安静标志，与放射科、病理科、消毒供应室、血库等处相隔路径短捷，手术部不宜放在首层和顶层，可设于设备层的下一层。必须进行防水、防震、隔音处理。

（3）手术室的位置：一般可选用尽端布置、中心布置、侧向布置或环状布置四种形式。

2. 洁净手术室的平面设计

（1）手术室的平面设计要求做到分区明确、供应方便、洁污分流、无交叉感染、使用合理。手术间、洗手间及无菌附属间等都布置在内走廊的周围，手术室内走廊供工作人员、无菌器械及敷料进出，手术室外围设清洁走廊，供患者及污染器械和敷料进出，既能避免交叉污染，又能满足不同性质手术的要求。

（2）洁净手术室分区的目的是控制无菌手术的范围及卫生程度，减少各区之间的相互干扰，使各区手术间的空气质量达到国家卫生部手术室空气净化标准，防止医院内感染。

（3）手术室分区：具体参见第一节。

（4）洁净手术室通道流程

1）单通道：具有就地消毒和包装措施的污物可采取单通道将术后的废物经有效的隔离处理后，纳入医务人员和患者的洁净通道。

2）双通道：洁、污分开的双通道，将医务人员、患者、洁净物品供应的洁净路线与术后器械、敷料、污染物等污染路线严格分开。

3）多通道：具备分流条件时，可采用多通道，更有利于分区，使医务人员、患者和污染物分开，减少人、物流量和交叉感染。当有外走廊时，外走廊应设计为准洁净区。

4）其他：手术室要另设医务人员出口、患者出口和手术后器械、敷料污物出口，避免交叉感染。

（5）手术室的内部平面布置和通道形式应符合功能流程短捷和洁、污分明的原则。有效的组织空气净化系统，满足空气洁净要求。高级别的手术间应设在手术部的尽端或干扰最小的区域。

第三节　洁净手术部（室）的净化技术

一、洁净手术部（室）综合指标

洁净手术部（室）综合指标见表1-4。

表1-4　四种洁净手术室参数表

洁净级别		100	1000	10 000	100 000
含尘量（个/L）	0.3μm	≤10	–	–	–
	0.5μm	≤3.5	≤350	≤350	≤3500
细菌浓度	浮游菌*（个/m³）	≤5	≤75	≤150	≤400
	沉降菌**（个/φ90）	≤1	≤2	≤3	≤10
温度（℃）		22～25	22～25	22～25	22～25
相对湿度（%）		40～60	40～60	35～60	35～60
噪声［dB（A）］		≤52	≤50	≤50	≤50
最低光照度（lx）		≥350	≥350	≥350	≥350
最小静压（Pa）		+8	+8	+5	+5
换气次数（次/小时）		–	30～36	18～22	12～15
最小新风量［m³/(h·人)/(次/h)］		60/6	60/6	60/4	60/4

注：* 指经过培养得出的单位体积空气中的菌落数，单位为个/m³；** 指用φ90mm培养皿静置于室内30分钟，培养得出的每个培养皿的菌落数。

二、洁净手术部（室）的用房等级标准

各级洁净用房应根据其静态状态下细菌浓度和空气洁净度级别，按表1-5划分级别。

表1-5 洁净手术部的洁净用房等级标准

序号	等级	空气洁净度级别	沉降（浮游）细菌最大平均浓度
I	洁净手术部（室） 洁净辅助用房	手术区100级， 周边区1000级 1000级（局部100级）	手术区0.2个/皿（30min·φ90）（5个/m³） 周边区0.4个/皿（30min·φ90）（10个/m³） 局部100级区0.2个/皿（30min·φ90）（5个/m³）
II	洁净手术部（室） 洁净辅助用房	手术区1000级， 周边区10000级 10000级	周边区0.4个/皿（30min·φ90）（10个/m³） 手术区0.75个/皿（30min·φ90）（25个/m³） 周边区1.5个/皿（30min·φ90）（50个/m³） 1.5个/皿（30min·φ90）（50个/m³）
III	洁净手术部（室） 洁净辅助用房	手术区10000级， 周边区100000级 100000级	手术区2个/皿（30min·φ90）（75个/m³） 周边区4个/皿（30min·φ90）（150个/m³） 4个/皿（30min·φ90）（150个/m³）
IV	洁净手术部（室） 洁净辅助用房	300000级	5个/皿（30min·φ90）（175个/m³）

三、各类洁净手术用房的主要技术指标

各类洁净手术用房的主要技术指标见表1-6。

表1-6 洁净手术用房主要技术指标

名　称	最小静压(Pa)		换气次数（次/h）	手术区手术台(或局部百级工作区)工作面高度截面平均风速(m/s)	温度（℃）	相对湿度(%)	最小新风量		噪音dB(A)	最低照度(lx)	自净时间(min)
	程度	对相邻低级别手术部					[m³/(人·h)]	(次/h)			
特别洁净手术部	++	+8	–	0.25~0.30	22~25	40~60	60	6	≤52	≥350	≤15
标准洁净手术部	++	+8	30~36	–	22~25	40~60	60	6	≤50	≥350	≤25
一般洁净手术部	+	+5	18~22	–	22~25	35~60	60	4	≤50	≥350	≤30
准洁净手术部	+	+5	12~15	–	22~25	35~60	60	4	≤50	≥350	≤40
体外循环灌注手术部	+	+5	17~20	–	21~27	≤60	60	3	≤60	≥150	–
无菌敷料、器械、一次性物品存放和精密仪器存放室	+	+5	10~13	–	21~27	≤60	60	3	≤60	≥150	–
护士站	+	+5	10~13	–	21~27	≤60	60	3	≤60	≥150	–
准备室(消毒处理)	+	+5	10~13	–	22~25	≤60	30	3	≤60	≥150	–

续　表

| 名　称 | 最小静压(Pa) | | 换气次数(次/h) | 手术区手术台(或局部百级工作区)工作面高度截面平均风速(m/s) | 温度(℃) | 相对湿度(%) | 最小新风量 | | 噪音dB(A) | 最低照度(lx) | 自净时间(min) |
	程度	对相邻低级别手术部					[m³/(人·h)]	(次/h)			
预麻醉室	–	–8	10~13	–	21~25	30~60	60	4	≤55	≥150	–
刷手间	0~+	>0	10~13	–	21~27	≤65		3	≤55	≥150	–
洁净走廊	0~+	0~+5	10~13	–	21~27	≤65		3	≤60	≥150	–
更衣室	0~+	0~+5	8~10	–	21~27	30~60		3	≤60	≥200	–
恢复室	0	0	8~10	–	22~25	30~60		4	≤50	≥200	–
清洁走廊	0~+	0~+5	8~10	–	21~27	≤65		3	≤55	≥150	–

　　注：①洁净区对与其相通的非洁净区应保持>10Pa的正压，洁净区对室外或对其与室外直接相通的区域保持>15Pa的正压，所有静压差均<30Pa；②刷手间无门或设在洁净走廊上，最小静压>零即可；③换气次数和截面平均风速的设计宜值在表中范围之内；④冬季温、湿度可取不低于表中下限值，夏季可取不高于表中上限值；⑤表1-6中未列出名称的房间可参照用途相近的房间以确定其指标数值；⑥对技术指标的项目、数值、精度等有特殊要求的房间，应按实际要求设计；⑦表中"0~+5"表示该范围内除"0"外任一数字均可；⑧最小新风量应符合不同手术净化级别，相对应的人员呼吸所需新风量的要求，产科手术手术室为全新风

　　1. 换气次数　其功能是保证洁净度和自净时间。我国标准是10000级18~22次/小时，100000级12~15次/小时。

　　2. 静压差　洁净区与其相通的非洁净区应保持>10Pa的正压。洁净区对室外或对室外直接相通的区域应保持>15Pa的正压。眼科手术室的工作面高度截面平均风速比其他手术间宜降低1/3。

　　3. 温度　手术部为22~25℃，辅助用房温度为21~27℃。

　　4. 湿度　研究表明，相对湿度在50%时，细菌浮游10分钟后即死亡。相对湿度更高或更低时，即使经过24小时大部分细菌仍然可存活。我国Ⅰ、Ⅱ级手术部湿度为40%~60%，Ⅲ、Ⅳ级手术部为35%~60%。

　　5. 噪声　手术间噪声不高于50dB，Ⅰ级手术间取52dB。

　　6. 光照度　最低照度取350lx，非手术间最低照度标准150lx。

第四节　洁净手术部（室）的适用范围

一、洁净手术部（室）适用的手术范围

　　1. Ⅰ级特别洁净手术室适用于关节置换手术、器官移植手术及脑外科、

心脏外科、眼科等手术中的无菌手术。

2. Ⅱ级标准洁净手术室适用于胸外科、整形外科、泌尿外科、肝胆胰外科、骨外科及卵巢移植手术和普通外科中的一类无菌手术。

3. Ⅲ级一般洁净手术室适用于普通外科（除去一类手术）、妇产科等二类手术。

4. Ⅳ级准洁净手术室适用于肛肠外科及污染类等手术。

根据手术室净化级别的不同，其用途各有不同，见表1-7。

表1-7　不同净化级别手术室的用途

洁净等级	适用手术种类	用房安排
100级（特别洁净）	瓣膜置换、心脏手术、器官移植、人工关节置换、神经外科、全身烧伤、感染率大的手术、眼科手术	手术间
1000级（标准洁净）	胸外科、整形外科、非全身烧伤、骨科、普外科中的Ⅰ类手术、肝胆胰外科	手术间、体外循环灌注准备室
10 000级（一般洁净）	泌尿外科、妇产科、耳鼻咽喉科、普外科（除去Ⅰ类切口手术）	手术间、无菌室
100 000级（准洁净）	门诊、急诊、感染手术、肛肠外科	走廊、洗手间、麻醉预备室

二、洁净手术部（室）辅助用房适用范围

洁净手术室辅助用房应包括洁净辅助用房和非洁净辅助用房。

1. **Ⅰ级洁净辅助用房**　可作为生殖实验室等需要无菌操作的特殊实验室。

2. **Ⅱ级洁净辅助用房**　适用于体外循环灌注准备。

3. **Ⅲ级洁净辅助用房**　适用于刷手、手术准备，无菌敷料与器械、一次性物品和精密仪器的存放，还包括护士站以及洁净走廊。

4. **Ⅳ级洁净辅助用房**　包括恢复室、清洁走廊等准洁净的场所。

5. **非洁净辅助用房**　包括医师护士休息室、值班室、麻醉办公室、冰冻切片室、暗室、教学用房、家属等候处、换鞋室、更衣室、浴厕和净化空调等设备用房。

第五节 洁净手术部 (室) 的空气调节与净化

洁净手术部 (室) 要求整个手术区域处于受控状态，不能因为某个洁净手术间停开而影响整个洁净手术部 (室) 的压力梯度分布，破坏各手术间的正压气流的定向流动，导致空气倒流而引起交叉感染。

一、洁净手术部 (室) 的空气净化结构

洁净手术部的空气净化技术是通过初、中、高效 3 级过滤来控制室内尘埃含量。选用一定的气流方式和换气次数，使空气达到一定的净化级别。其净化空调系统主要包括：空气处理器，初、中、高效过滤器，加压风机，空气加温器，回风口和送风口。

目前采取的净化措施是在空调技术上采用超净化装置，自动调节空气。空气在进入手术部 (室) 之前，要经过初、中、高效过滤器。中效过滤器主要阻挡 $1\sim10\mu m$ 范围内的浮游微粒，效率可达 $50\%\sim90\%$，但不能阻挡 $1\mu m$ 以下的亚微粒级微粒和细菌。高效过滤器能过滤 $0.3\sim0.7\mu m$ 范围内的细菌。细菌、螺旋体、立克次体一般附着在约 $1\mu m$ 的尘埃上，高效过滤器对其清除率可达 99.95%。

二、洁净手术部 (室) 的气流分类

净化空气的气流一般分为三种形式，即乱流、水平层流和垂直层流。

1. 乱流 除尘率较差，可在 10000 级以下的手术部 (室) 采用，适用于污染手术和急诊手术。乱流手术间又称非单向流洁净室。

2. 垂直层流 高效过滤器安装在手术间的顶上，垂直向下送风，回风口在两侧墙的下部。

3. 水平层流 高效过滤器布在一侧墙面，回风在对侧墙面，空气平行流经室内。水平层流又分为两种方式：

（1）送风墙布满高效过滤器，水平送风，当空气向一侧流动时，尘埃含量逐渐升高，因此，要求手术台放置于接近送风墙侧。

（2）送风墙局部布高效过滤器，可节省建造费用，但局部易形成涡流。垂直层流和水平层流手术间又称单向流洁净室。

三、洁净手术部 (室) 的净化空调机组的设置

1. 洁净手术间与辅助用房应分别设置净化空调系统，各洁净手术间最好采取独立的净化机组，Ⅲ、Ⅳ级洁净手术间可 $2\sim3$ 间合用一个系统，均采用自循环式回风。新风可采用集中送风系统，排风系统独立设置。负压感染手术间必须为一拖一的净化机组，具有全排风系统，前室设置缓冲间。

2. 静电空气净化装置不能作为净化空调系统的送风末端和净化设施，也不能作为独立机组直接设在洁净手术间和洁净辅助用房内。

3. 净化空调系统至少设置 3 级空气过滤。第一级空气过滤设在新风口，第二级设在系统的正压段，第三级设在送风末端或附近。

4. Ⅰ、Ⅱ、Ⅲ级洁净手术间应采用局部集中送风方式，集中布置的送风口面积（即手术区的大小）应和手术间的等级相适应。Ⅰ级送风口面积不小于 $6.2m^2$（其中头部专用面积不小于 $1.4m^2$），Ⅱ级不小于 $4.6m^2$，Ⅲ级不小于 $3.6m^2$。根据需要，洁净辅助用房内可设局部 100 级。

5. Ⅰ、Ⅱ、Ⅲ级洁净手术间和Ⅰ、Ⅱ级洁净辅助用房，不能在室内设置采暖散热器，但可用辐射散热板作为值班采暖。Ⅳ级洁净手术间和Ⅲ、Ⅳ级洁净辅助用房如需设置采暖散热器，则应选用不易积尘又易清洁的类型，如光管散热器或辐射散热器并设防护罩。散热器的热媒应为 $<95℃$ 的热水。

第六节 洁净手术部（室）的配套设施

一、洁净手术部（室）总体规划要求

洁净手术室配套设施应根据医院和手术室的总体规划要求，就配电、给排水、制冷、消防、计算机等配套设施进行布线和装置，并要预留发展容量。为便于管理、节省开支，手术室应有专门的集中制冷站、消防报警装置、计算机房等。

1. 中性点接地系统　为防止手术仪器漏电伤及术中工作人员，应设中性点接地系统（即精确度高的漏电保护装置）。

2. 独立冷热源　应设置过渡季节冷热源，做到既可以与医院联网使用，又可根据术者和患者要求，单独控制，灵活启停。

3. 供气　手术间有氧化亚氮、氧气、二氧化碳气体、压缩空气、麻醉废气的排除管道和负压吸引终端，一式两套，分别安装在吊塔上和墙面上。吊塔分为固定吊塔和旋转吊塔，吊塔安装在齐手术床头部的位置，以便麻醉机在手术中可避开手术野，不影响手术操作。

4. 供电　每个手术间至少设有 3～4 组供电插座，每组插座上有 4 个多用插口，插座要平齐手术台的前后部，以便手术仪器在使用过程中近距离的连接。手术时尽量使用墙面上的插口，少用接线板，避免地面拉线过多。

5. 给排水　水质符合饮用水标准，刷手间用水须进行除菌处理。手术间不得设地漏。

6. 通信　每个手术间有内部用电话、医用数据通讯系统、电脑联网系统。并设有对讲、群呼功能，以便迅速、及时地沟通和联系。

7. 摄像　在无影灯上安装正中式、旁置式或单悬臂可移动式摄像头接口，建立手术图像传输系统，减少进入手术间参观的人员。

附：医院洁净手术建筑与标准：医用气体、给水、排水、配电

第三十一条　洁净手术部必须设氧气、压缩空气和负压吸引三种气源和装置。需要时还可设氧化亚氮、氮气、氩气气源以及废气回收排放装置等。医用气体必须有不少于3天的备用量。洁净手术室医用气体终端必须有一套备用。

第三十二条　洁净手术部内的给水系统宜有两路进口，并应同时设有冷热水系统。

第三十三条　供给洁净手术部的水质必须符合饮用水标准；刷手用水宜进行除菌处理；热水储存应有防止细菌滋生的措施。

第三十四条　洁净手术部内应设置消火栓给水系统及手提式气体灭火器。洁净手术部内须设自动喷水灭火系统时，喷头不应设在手术室内。洁净手术室内应设感烟探测器。洁净手术部的技术层内应同时设置消防设施。

第三十五条　洁净手术室（部）必须设置能自动切换的双路供电电源，从其所在建筑物配电中心专线供给。

第三十六条　洁净手术室内用电应与辅助用房用电分开，每个手术室的干线必须单独铺设。

第三十七条　洁净手术室内医疗设备及装置的配电总负荷除应满足设计要求外，不宜小于8kV。

二、洁净手术部（室）的基本装备

洁净手术部内与平面布置和建筑安装有关的基本装备组（不包括专用的移动医疗仪器设备）的配置，应符合表1-8的要求。

表1-8 洁净手术部的基本装备

装备名称	最少配置数量
无影灯	1套/间
手术台	1台/间
计时器	1个/间
观片灯（嵌入式）	3~6联/间
记录板	1块/间
医用气源装置	2套/间
麻醉气体排放装置	1套/间
免提对讲电话	1部/间
药品柜（嵌入式）	1个/间
器械柜（嵌入式）	1个/间
麻醉柜（嵌入式）	1个/间
恒温箱（嵌入式）	1个/间
输液吊轨	1套/间
多功能吊塔	1~2套/间

三、手术间医疗设备

1. 麻醉机 供手术中监测及吸入性麻醉用。
2. 高频电刀 供手术切割和凝血（分单极、双极、氩气）。
3. 闭路电视系统。
4. 背景音乐装置、报警装置。
5. 双层器械车、丁字架（托器械用）。
6. 吸引器装置 供放置吸引瓶，存储手术中吸出的渗血、渗液、冲洗液等。
7. 污物桶 装污水、医用垃圾。
8. 污敷料收集架 可套上专用垃圾袋，收集手术后敷料，装满3/4时，系紧垃圾袋封口束带。
9. 生活垃圾架 放各种一次性物品外包装。
10. 手术转凳 供坐势手术。
11. 脚凳 供手术人员深部手术时使用。

四、洁净手术部（室）的规模

洁净手术室分为四种规模，各种规模洁净手术室的净面积不宜超过表1-9中的规定值，必须超过时应有具体的技术说明，且超过的面积不宜大于最大净面积的25%。

表1-9　洁净手术室平面规模

规模类别	净面积（m²）	参考长（m）×宽（m）
特大型	50～60	7.5×5.7
大　型	40～50	5.7×5.4
中　型	35～40	5.4×4.8
小　型	20～25	4.8×4.2

五、洁净手术部（室）的辅助用房

洁净手术部（室）的辅助用房及其用途见表1-10。

表1-10　洁净手术部（室）的辅助用房及其用途

序号	辅助用房	用　途
1	更鞋室	放置鞋柜，鞋柜按顺序编号，清洁、污染分开
2	更衣室	放置衣柜，衣柜按顺序编号，与鞋柜匹配，供工作人员更衣
3	洗手间/浴室	设在远离手术区域
4	值班护士休息室	手术部内部须设置值班护士休息室
5	医师休息室	供手术医师连台手术休息
6	护理示教室	供实习护士或在职护士培训、操作演示等，配有各种基础护理操作和手术部专科基础操作的用物
7	多媒体教室	供科内业务学习、讲课（可与麻醉科共用）
8	护士交班室	供全体护士晨间交班、科内会议、质量讨论等
9	茶歇/餐厅	提供连台手术医师茶点和午餐
10	器械清洗室	一般采用集中清洗、消毒，该室内须安装自动超声清洗机、烘干机，对手术器械和医疗用品进行洗涤、消毒
11	器械室	紧邻器械清洗室，便于器械的清理与打包。手术部的器械须集中放置在中心器械室内，每天根据次日手术安排进行准备和调整
12	敷料打包室	所有的布类敷料均在此进行分类打包
13	灭菌室	凡手术所需的器械、敷料及其他医疗耗品均在此进行灭菌。室内安装预真空压力灭菌器和低温灭菌器
14	灭菌物存放室	室内有足够的透气性强的物品存放架，供存放灭菌器械和敷料。可按专科划区存放器械包和小件器械包，以便取用
15	一次性无菌物品存放间	存放各类日常一次使用的无菌物品

序号	辅助用房	用　途
16	库房	存放被服、垃圾袋、鞋套、洗涤用品等
17	仪器库房	根据各专科仪器的量设置多间库房。
18	一次性耗材备用库房	根据医院管理需求，可作为器材科的二级库房，由器材科统一管理
19	医护办公室	是医护人员书写报告、病历，以及安排计划、办公等日常事务的场所
20	会诊室	综合性医院应设会诊室，供手术中医师会诊、研究病情、讨论手术方案（可与医师休息室并用）
21	手术患者等待室	提供手术患者推床交换，手术前等待，是患者核对、术前准备和术前心理护理的场所
22	麻醉准备室	患者麻醉可在麻醉准备室内进行，提高手术间的使用率
23	麻醉恢复室	恢复室主要提供术后患者恢复清醒期的监测与护理。其内设有医用气体管道装置，如氧气、吸引器、心电监护系统和急救箱等
24	污物存放室	提供手术后敷料、医用垃圾的暂时存放
25	标本存放室	提供手术标本送检的各种物品并存放手术标本
26	术中谈话室	提供手术医师术中发现新状况或改变手术方式时与患者家属沟通的场所

第七节　洁净手术部（室）的管理

洁净手术部（室）能够体现一个医院的设施水平，因此，必须实施科学的管理与良好的维护。否则，有可能比一般手术部（室）更具危险性。

一、无菌管理

1. 手术室每月做一次空气细菌培养，其监测结果手术部备案。

2. 严格遵守各项无菌技术操作规程和手术室有关规定，定期组织进行检查，发现问题及时解决。

二、运行管理

1. 手术前运行净化空调系统，以达到手术间净化级别自净时间。手术间用湿性擦拭。

2. 净化空调系统运行时保持各门关闭，进出手术间使用自动门。当自动门发生故障时，应随手关门。

3. 每天对手术部（室）温、湿度监测 3 次（8：00、14：00、20：00），每半年监测 1 次送风量、气流、噪音和静压差，并保留监测报告。

4. 定期对净化系统的设备、设施进行维护和保养。初、中效过滤器每半年更换 1 次，高效过滤器每半年检测阻力 1 次，若阻力值达到终阻力 90% 以上时，则应及时更换。每周对回风滤网清洗 1 次，每半年对净化空调箱内部清扫 1 次。设备有故障时应及时修复。

三、清洁管理

1. 手术人员严格遵守无菌技术操作规程和手术部（室）的有关规定，手术台上的废弃物（如残余线等）一律不得随意丢弃，应及时收集，手术后布类敷料必须弃入相应的黄色塑料袋内，尽可能减少地面污染。

2. 清洁工作应在每天手术后进行。连台手术时，对患者体液、血液污染的地方用 1000mg/L 的含氯消毒液擦拭即可。

3. 清洁工作应在净化空调系统运行中进行。清洁工作完成后，手术时净化空调系统应继续运行，直至恢复规定的洁净度级别，一般不少于该手术间的自净时间。然后开启空调箱内紫外线灯，对空调箱内部进行消毒。

4. 清洁工具一般应选用不掉纤维织物的材料制作，应采用湿式清洁，为防止交叉感染，不同级别手术部的清洁用具应严格分类，并以颜色标志区分。清洁用具的清洗与消毒处置设施也应分开。垃圾应装入防尘袋后再运出手术部（室），清洁工具使用后要用消毒液浸泡、拧干、悬挂。

5. 每周对手术部（室）进行搬家式大清洁 1 次，对所用物体表面，包括吊顶、墙壁、地面等进行擦拭。

6. 有外包装的物品搬进手术部（室）时，应先在一般环境中拆掉外包装，然后在准洁净室做进一步擦拭消毒后，才能搬入。在洁净系统停止运行期间，禁止把大件物品搬入。一般小件物品搬入前也应擦拭消毒。

7. 洁净区不得开窗作自然通风。

四、安全管理

1. 手术室要加强对消防器材和安全设施的使用管理，要指定安全员定期进行巡视检查，始终保持手术室的消防器械、安全门等设施完好无损，安全通道要有醒目的标示，要求工作人员熟悉它们的位置及使用方法。安全门必须保证随时可以开启，安全通道不准堆放杂物或派作他用。

2. 安全员应每月检查 1 次洁净区中的安全防火设施是否完好无损，发现问题及时向上级主管领导报告。

3. 手术室发生火灾时，应立即发出警报，停止洁净空调系统运转，切断电源及易燃气体通路，组织灭火及疏散人员。

第二章　洁净手术部（室）的仪器设备及管理

手术的主要工具是手术器械，手术能否顺利进行，手术器械的齐全与功能良好将会起到至关重要的作用。因此，科学管理手术器械的清洗、包装、灭菌、监测、转运与储存等关键环节不仅可以保证手术的顺利进行，还可以延长手术器械的使用寿命，从而有效地对手术成本进行控制。另外，正确选择和使用手术缝针、缝线与切口敷料更有助于手术切口的良好愈合。

第一节　基本的手术器械及其管理

现代手术技术的特点是微创化、精确化、复杂化，因此，手术器械也日趋复杂，种类繁多。根据手术器械的用途，分为基本手术器械和专科手术器械两大类。本节将着重介绍基本手术器械，如各种刀、剪、钳、镊等。

一、基本器械的分类

详细了解各种手术器械的设计目的、结构特点、主要功能是正确选择和使用器械的前提和保证。根据各种基本手术器械的主要功能将其分为切割类器械、抓取类器械、夹持类器械、牵引类器械、吸引类器械等。

1. 切割类器械

（1）手术刀：手术刀由刀柄、刀片构成，包括可拆卸手术刀和固定手术刀两种类型。

最常用的可拆卸手术刀的刀柄有 3、4、7 号三种型号，其余有 9 号、18cm 上或下弯刀柄等特型刀柄，其中 3、4 号刀柄均包括长刀柄和短刀柄两种类型。可拆卸手术刀片有 15 号乳头刀片、10 号小圆刀片、22、23 号大圆刀片、11 号尖刀片、12 号镰状刀片等型号。一般情况下，小圆、大圆刀片用于切开皮肤、皮下组织、肌肉、骨膜等组织；乳头刀片用于眼科手术、手外科手术、深部手术等精细组织切割；尖刀片用于切开胃肠道、血管、神经组织及心脏组织；镰状刀片主要用于腭咽部手术。22、23 号大圆刀片只能安装在 4 号刀柄上；其余 10、11、12、15 号刀片可安装在 3、7 号刀柄上（图 2-1）。

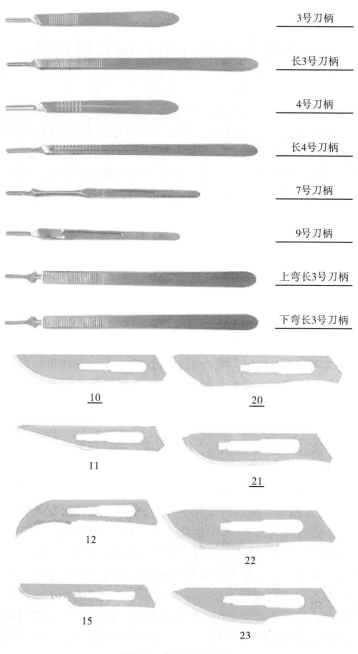

3号刀柄

长3号刀柄

4号刀柄

长4号刀柄

7号刀柄

9号刀柄

上弯长3号刀柄

下弯长3号刀柄

10

20

11

21

12

22

15

23

图 2-1 常用手术刀片

固定手术刀目前较少使用，主要为截肢刀。

（2）手术剪：根据剪切对象的不同分为精细剪、组织剪、线剪、绷带剪、骨剪和钢丝剪六大类（图2-2），各类手术剪又有长、短、直、弯、尖、钝、薄刃、厚刃之分。通常情况下，手术人员习惯以其用途来命名，如眼科剪、扁桃体剪、子宫剪、膝状剪、肋骨剪等。使用时通常根据所剪切组织的特点进行选择，如游离、剪开深部组织用长弯剪，游离、剪开浅部组织用短弯剪，分离精细组织用薄刃、尖弯剪，剪断韧带或较多组织时用厚刃、钝弯剪，剪线、敷料用直剪，剪断骨性组织用骨剪，剪截钢丝、克氏针等钢质材料用钢丝剪。

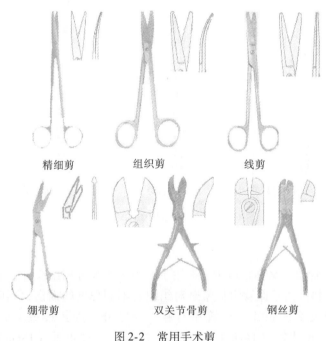

精细剪	组织剪	线剪
绷带剪	双关节骨剪	钢丝剪

图2-2　常用手术剪

近年来，通过对制作工艺的改进，生产出了由一片斜刀刃和一片齿形刀刃构成的超锋利剪。与普通手术剪相比，经过特殊加工的细齿刃口有效防止了剪切时打滑，高锋利度的刃口也大大减少了组织损伤。

使用手术剪时，注意专剪专用，以免损伤手术剪的刃口或使两片刃口分离，影响其锋利度。

2. 抓取类器械

（1）手术镊：手术镊主要用于手术中局部组织的提拉、暴露，以及协助分离与缝合操作。手术镊分为有损伤、无损伤两大类。根据形状、用途不同对其命名，如有齿镊、无齿镊、眼科镊、整形镊、血管镊、枪状镊、显微镊等。有齿镊对组织损伤较大，仅用于夹持较硬的组织，如皮肤、瘢痕等。无损伤镊用途广泛，有1.5、2.0、3.5mm等多种型号，用于夹持各种组织及脏器。精细、尖镊对组织损伤较轻，多用于血管外科、神经外科、整形美容外科等专科手术（图2-3）。

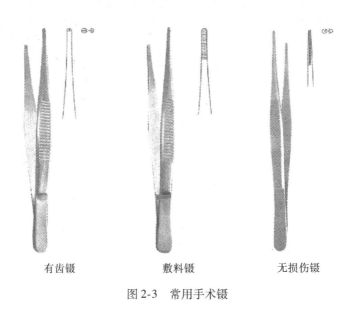

有齿镊　　　　　敷料镊　　　　　无损伤镊

图2-3　常用手术镊

（2）血管钳：又称止血钳，多用于术中止血和分离组织，也用于协助缝合、夹持敷料。由于血管钳扣紧时对组织有不同程度的损伤，不应直接用于皮肤、脏器及脆弱组织。血管钳有直、弯之分，按其长短又分为蚊式钳（12.5cm）、五寸钳（14cm）、六寸钳（16m）、七寸钳（18cm）、九寸钳（20cm、22cm）、胸腔钳（24cm、26cm）等几种型号。大多数血管钳为全齿血管钳，半齿血管钳的钳尖受力较全齿血管钳大，常用于出血点的钳夹止血（图2-4）。

（3）其他钳类（图2-5）

1）直角钳：用于游离血管、胆管等组织，以及牵引物的引导。

2）可可钳：在血管钳的尖端增加鼠齿设计，用以增加把持力，多用于夹持坚韧致密组织或阻断胃肠道。

3）组织钳：根据其前端齿的深浅分为有损伤和无损伤两种。齿深的为有损伤组织钳，钳夹牢靠有力，用于夹持组织和皮瓣；齿浅的为无损伤组织

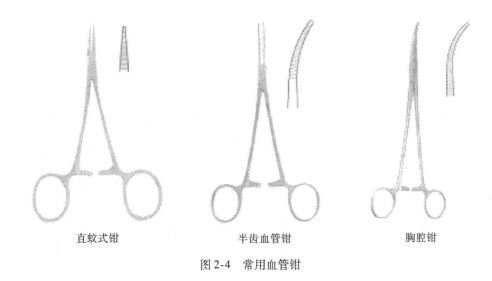

直蚊式钳　　　　　　　半齿血管钳　　　　　　　胸腔钳

图 2-4　常用血管钳

钳，可钳夹闭合血管。

　　4）卵圆钳：又称环钳、海绵钳，可分为有齿、无齿两种。有齿卵圆钳主要用于钳夹敷料；无齿卵圆钳可用于提拉食管、肠道等。

　　5）巾钳：建立无菌屏障时用于固定无菌巾。

　　6）支气管钳：用于夹闭支气管及其他腔道的断端。

　　7）肺叶钳：用于提拉、牵引肺叶，以充分显露手术野。

　　8）肠钳：用于夹闭肠道断端。

　　9）胃钳：又称胃幽门钳，在胃切除等手术中用于夹闭胃断端。

　　10）取石钳：用于取出胆囊、胆管以及输尿管中的结石。

　　11）肾蒂钳：在肾脏切除手术中，用于阻断肾蒂血流。有大、中、小三种型号，在手术中常配合使用。

　　12）脾蒂钳：在脾脏切除手术中，用于阻断脾蒂血流。

　　13）无损伤血管钳：用于阻断或部分阻断较大的血管，对血管壁的损伤小。根据阻断血管的种类、部位和阻断程度，又有各种不同的型号。

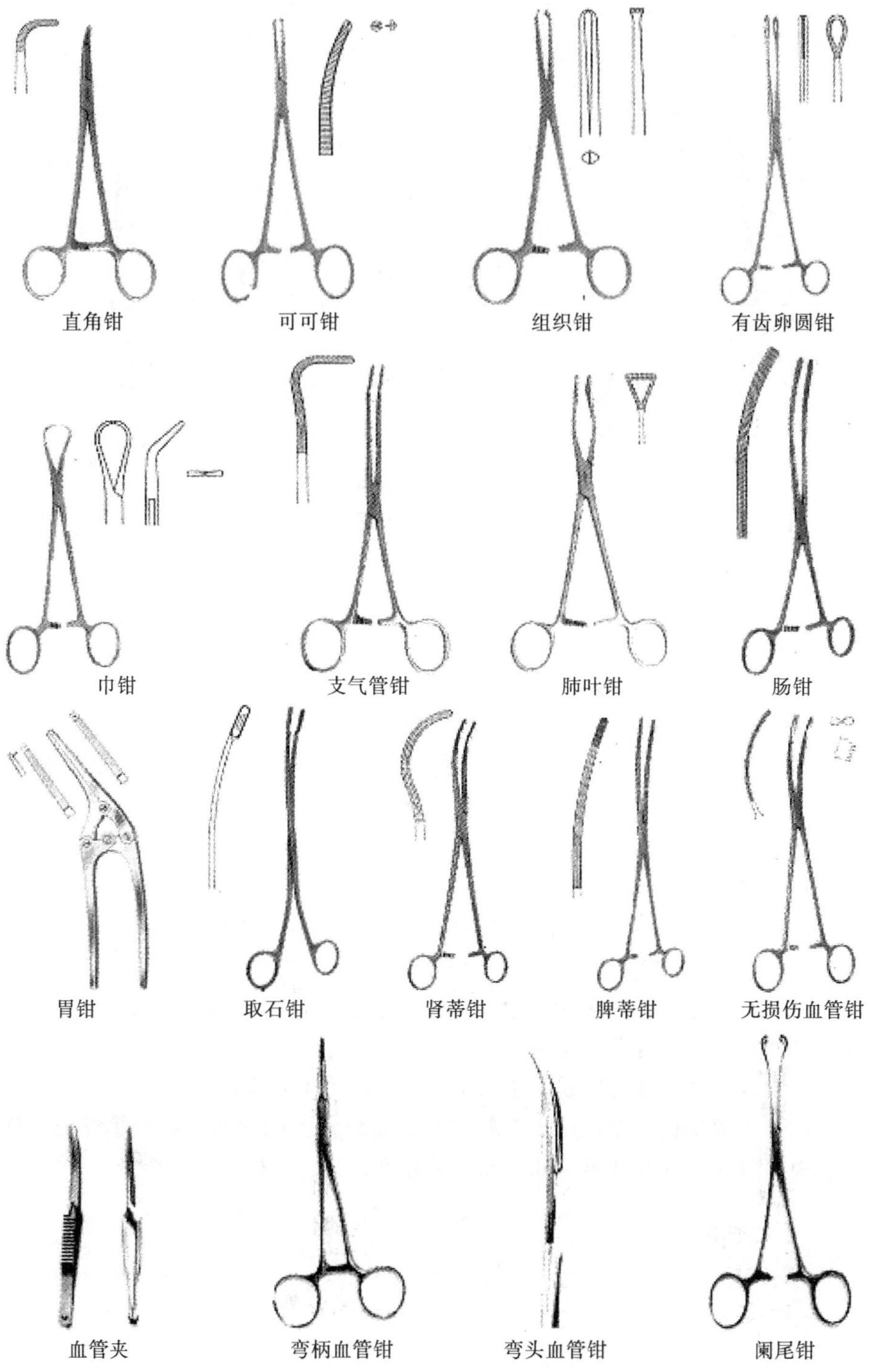

直角钳　　　　可可钳　　　　组织钳　　　　有齿卵圆钳

巾钳　　　　支气管钳　　　　肺叶钳　　　　肠钳

胃钳　　　取石钳　　　肾蒂钳　　　脾蒂钳　　　无损伤血管钳

血管夹　　　弯柄血管钳　　　弯头血管钳　　　阑尾钳

图 2-5　常用的其他钳类

3. 持针器（图2-6） 持针器又名针持，用于夹持缝针，头部有纵横交错的纹路或突出的细小颗粒形成粗糙面，以增加摩擦力。持针器的前端有粗、细之分。粗头持力大，在夹持较大缝针时固定牢靠，便于手术者准确操作；尖头持力相对小，对缝针的损伤小，多用于夹持细小缝针。持针器柄有直、弯两种，一般情况下都使用直持针器，当缝合特殊部位（如心脏、肾门等）缝合时可用弯持针器，以适应缝合角度。显微持针器的弹性臂可以很好地持牢精细缝针且不会损伤缝针。

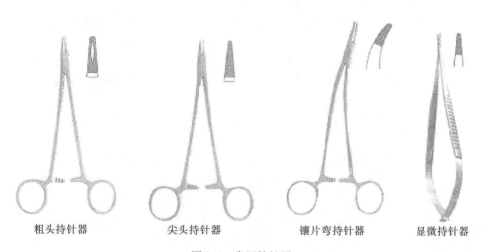

粗头持针器　　　　尖头持针器　　　　镶片弯持针器　　　显微持针器

图2-6　常用持针器

4. 牵开器 牵开器又称拉钩，用于牵开组织、显露手术野。拉钩种类繁多，大小、形状不一，应根据手术部位、切口深浅选择使用（图2-7）。

（1）甲状腺拉钩：用于浅部切口的牵开显露，有大、小之分，拉钩的两端深浅不一，可选择使用。

（2）腹部拉钩：又称开腹拉钩，分双头钩和单头钩两种，用于牵开腹壁。

（3）S形拉钩：又称骶尾拉钩，用于深部切口的牵开与显露。

（4）爪钩：用于牵开肌肉，分二爪、三爪、四爪三种，有大小、深浅之分。

（5）乳突牵开器：用于撑开显露乳突等浅表的小切口。

（6）自动开腹拉钩：用于牵开腹腔或盆腔，牵开固定后可自动维持牵开效果，节省人力。国产有二翼、三翼之分，进口的腹部自动拉钩有Tompson拉钩。

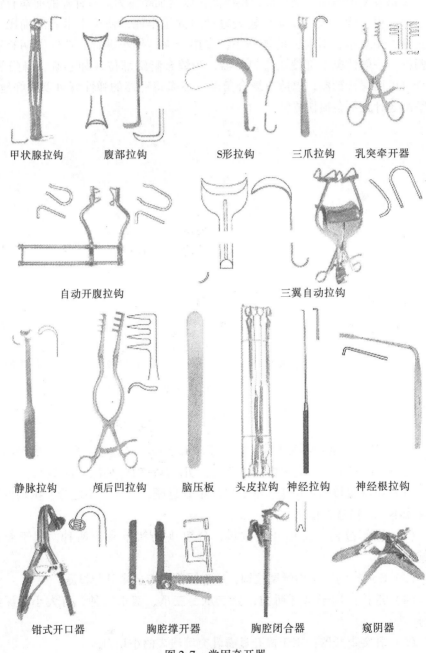

甲状腺拉钩　　腹部拉钩　　　S形拉钩　　三爪拉钩　　乳突牵开器

自动开腹拉钩　　　　　　三翼自动拉钩

静脉拉钩　　颅后凹拉钩　　脑压板　　头皮拉钩　　神经拉钩　　神经根拉钩

钳式开口器　　　胸腔撑开器　　　胸腔闭合器　　　窥阴器

图2-7　常用牵开器

（7）静脉拉钩：又称肾盂拉钩，用于牵开血管、肾盂或心室。

（8）颅后凹牵开器：用于颅后凹和脊柱椎板的牵开与显露。

（9）脑压板：表面光滑，有很好的可塑性，用于牵开脆弱的脑组织。

（10）头皮拉钩：将游离的头皮牵开固定，暴露颅骨。分为弹簧式、链式和普通式三类。

（11）神经拉钩：用于游离、牵开神经等条索状组织。

（12）神经根拉钩：在脊柱、脊髓手术中用于牵拉保护神经根，分90°和135°两种。

（13）开口器：用于撑开上、下颌，暴露口腔。有钳式开口器、台式开口器、丁字形开口器、嘴形撑开器等几类。

（14）胸部撑开器：用于撑开劈开的胸骨或肋间隙，显露纵隔或胸腔。

（15）胸腔闭合器：又称肋骨合拢器，用于合拢切口上下的肋骨，闭合肋间隙。

（16）窥阴器：用于撑开阴道，分为妇科检查用和妇科手术用两类。

（17）骨钩：用于提拉长骨断端。

（18）开睑器：用于撑开眼睑。

5. 探针 又称探子或探条（图2-8）。分普通（圆形）探针和有槽探针两种。用于探查窦道、瘘管或组织内异物，并借以引导作窦道切开及瘘管切除。此外，还有特殊用途的探针，如尿道探子、胆管探条等。

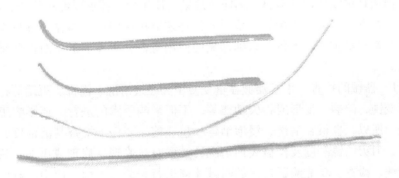

图2-8 各种探针

6. 刮匙 刮匙分直、弯两型及锐匙、钝匙两种，用以刮除坏死组织及肉芽组织（图2-9）。重要组织或器官可选用钝匙，一般情况下用锐匙。

7. 吸引器 手术部（室）内的吸引器主要用于清理呼吸道和吸出手术野的血液、渗液及冲洗液。由电动负压吸引器或中心负压吸引系统通过抽吸

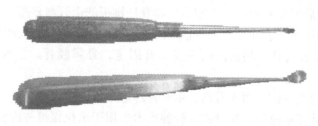

图 2-9　刮匙

空气产生负压，通过一次性无菌负压吸引管与吸引头相连。吸引头有不同长度及口径，有直、弯两类，分为普通吸引头、侧孔单管吸引头、套管吸引头三种。

（1）侧孔单管吸引头：多用于神经外科、脊柱外科手术，其管壁中段有一小孔，手术者可通过按压此处调节负压吸引力量的大小。

（2）套管吸引头：主要用于腹腔手术，其结构是在单孔吸引管基础上配上多侧孔外套管，可避免大网膜、肠壁等组织被吸附，堵塞吸引口。

（3）转接头：通过转接头，可使显微吸引头与吸引管连接，多用于中耳手术。

二、器械处理流程

器械是重复使用的器材。为防止感染，使用后的器械要经过清洗、消毒、保养、检查、包装、灭菌等一系列的处理才能再次使用，器械处理过程中每个环节都非常重要，不仅关系到器械的使用寿命，更重要的是对医院感染的控制。

1. 器械的检查　手术器械在重复使用和经过清洗、消毒、灭菌后，因磨损而变钝、碎裂、变形或丧失功能等，不但影响手术的进行，还影响患者的安全。所以，器械在清洗、浸泡消毒、包装前，要仔细检查其清洁度、功能状况、刀刃的锋利度及器械表面情况，必要时送修理室修理或更换。只有经过清洗、检查、功能测试良好的器械才能进行包装、灭菌、使用。器械检查包括清洁度检查和功能测试。

（1）清洁度检查

1）肉眼检查：①器械在新购入时应去掉外包装，如保护套和保护材料等，检查器械外观表面是否光滑，色泽是否均匀，有无锈迹、缺损、裂纹，在运输过程中是否造成功能损坏；②使用过的器械清洗后行肉眼检查，检查器械的清洁效果，如器械上是否附着有蛋白质和其他残留物等。较精细的器械须在放大镜下仔细检查器械的齿纹、关节、管腔部件，没有彻底清洁的器械必须再次清洁；③镀镍或镀铬的器械应检查器械镀层有无剥落、锈斑、水垢残留等。若针持或钳的碳合金镶片受到磨损或脱落，则容易导致漏电、积存污物、生锈等。镀铬器材的边缘应圆滑、无锐边，锐利的边缘会损伤组织；④检查器械的工作头或颚部是否弯曲或断裂，关节处是否有压力爆裂，锁齿是否损坏，器械能否打开，螺丝及配件有无松动。

2）白通条检测法：使用白色的棉通条擦拭管腔的内壁，通条不变色为清洁。

3）白纱布检测法：器械清洗后，在未干燥的情况下用气枪等将管腔内的水吹向洁净的白色纱布上，纱布应该洁净如初，不变颜色。

4）EndoCheckTM 系列监测法：其特点是使用方便、精密度高（可以检测 0.1μg 的血液残留）和结果准确。用棉头擦拭内镜管道的内壁，将棉头剪断放入绿盖小瓶内，与活化剂混合，充分摇匀，等待 20 秒后察看颜色的变化（蓝色/绿色），若颜色发生变化，则表明管道内有血液残留，应该重新处理。

（2）功能测试：功能测试必须确保功能丧失的器械能被挑出。

1）有关节的器械：必须检查关节的活动性、咬合性及咬齿的状况。要求关节灵活，运动自如，咬齿易咬合，对合正确，无变形。

①检查器械锁齿的方法：可将钳子夹紧橡胶管，然后抖动，自动弹掉者废弃，亦可将器械卡锁卡在第一齿的位置，持器械的另一端，用锁齿的部位拍打手掌，若器械弹开，则表示器械锁齿功能不佳。

②检查器械的张力：把器械合并，两边齿干上锁，齿间应有约 1mm 的距离。若发现关节紧锁，则可用水溶性润滑油喷洒器械表面及关节。

2）锐利的器械：如剪刀、骨剪等，要测试其锐利性，已变钝或边缘卷曲不能继续使用。剪刀剪切功能的测试方法：用匀速闭合剪刀，以其头部2/3进行剪切，测试材料剪切后切口光滑，无撕扯。测试材料可根据剪刀的特性选择，如纱布、绷带、布类敷料、人造丝等。

3）镊子：颚部带齿的镊子在闭合时，从尖端开始必须有弹性，齿与齿吻合，成一条直线。

4）无创阻断钳：将壁厚 0.05mm 的标本袋注水一半时热封，用无创阻断钳颚部钳夹时不咬破袋壁，齿闭合时不咬破纸，表示功能完好。

5）持针器：其颚夹面与咬合面无磨损。将持针器卡锁卡在第二锁齿的位置，咬住一个型号相符的缝针，试着摇动缝针。若缝针可以轻易地抽出，则表示持针器功能不佳。

6）精密器械的检查：根据其功能进行测试，同时须以手指小心触摸，或借助放大镜检查其边缘或尖端有无卷曲、挂钩等。

2. 器械的包装

（1）包装材料

1）包装材料要求清洁，干燥，无破损，利于灭菌过程中空气排除和蒸气穿透，对灭菌物品不粘着，不发生反应，无毒副作用，能有效阻隔微生物，并能维持包内物品无菌状态。

2）不同的包装材料，保持灭菌包的无菌状态的期限不同。常用的包装材料有全棉布、一次性无纺布、一次性复合材料（纸塑包装）、有孔金属容器等。

3）新包装材料在首次使用前，应验证灭菌效果后方可使用。新棉布包装器械时，应先洗涤去浆后再使用，层数不少于 2 层，并保持包布完整，外观清洁、干燥、四角对称，外露一角在包的正中。

4）对于一些特殊、备用的手术器械也可采用小包装、纸塑包装等，这样可延长保存期，减少布纤维污染。

（2）包装规格：器械最好置于有孔的硬质容器内，外面再用棉布包装，以便促进空气的排出和蒸气的渗透，确保灭菌效果，避免损坏。同时，也可避免手术器械因搬运、挤压而损坏。各类器械包不宜过大，一般体积不得超过 30cm×30cm×50cm，重量不超过 7kg。

（3）包装要求

1）器械包装最好在洁净区内进行，控制人员进出，以保持一定的洁净度级别。室内设备齐全，有良好的照明设施、操作台、光源、放大镜、器械保养油、塑料封口机、各种类型的包装袋、包布、灭菌指示卡、指示胶带等。

2）工作人员应穿专用工作服，必要时戴手套进行包装，防止器械在包装过程中受微生物及微粒污染。

3）器械在包装前必须经过清洗、烤干、保养，以及专业人员的严格检查，保证器械性能良好、无锈、无血迹、无杂物等。金属器械不得与敷料同时包裹，一方面，因金属表面水分不易挥发，易形成冷凝水使敷料潮湿，产生湿包；另一方面，敷料在打包时，产生的纤维飘落在空气中，沉降于器械表面，会影响灭菌质量。

4）器械包装时按使用需要组合成套，根据器械的数量选择大小适宜的器械盒，遵循器械分类、下重上轻、先小后大、先直后弯、先短后长、弯头朝左、先常用后备用的原则分类排序、固定摆放。

5）可拆卸的器械必须拆卸，防止器械受热或冷却时在关节处发生压力性爆裂，可闭合的器械包装时应全部打开关节，应放在 U 形架上，使蒸气接触充分，提高灭菌质量。

6）使用棉布包装时，应根据器械盒的大小选择两块包布或一块包布与一块中单组合。将包布、中单展开，外包布呈菱形铺开，内包布或中单横铺，中心对准，将器械盒放在包布中央，包内放置相应的灭菌指示卡，然后将两个包布分层包裹。在外层包布的折边粘贴指示胶带，在器械包的左上角粘贴指示胶带，注明锅号、锅次、器械包名称、所属部门（手－供一体化使用）、灭菌日期、过期日期，最后器械检查者、包装者双方核对签名。包装的松紧度以不松动、散开为度，不可过紧。

7）对于一些体积小的少量器械及一些备用器械可以选用纸塑包装，纸塑包装保存期长、耐高温、有一定强度，不易破裂，储存方便。袋上注明锅号、锅次、灭菌日期、失效日期，最后器械检查者、包装者双方签名。纸塑包装可视性强，使用时方便、快捷。

8）包装后的器械要尽快（1～2小时内）进行灭菌，不得长时间放置，以防止被污染及产生热源质。

3. 器械的清洗　使用后的器械均附着血液、脂肪、体液、组织等，若清洗不及时，干枯于表面，将给器械的清洗带来一定的难度，不仅影响灭菌效果，也影响器械的使用寿命，故器械使用后应按照清洗流程及时清除表面的附着物。目前，器械的主要清洗方法有超声波清洗和手工清洗，医院及医疗机构可根据自身条件来选择。但手工清洗、超声清洗机清洗等方法必须相互补充、共同使用才能取得良好的清洗效果。

（1）手工清洗：适用于精细、贵重、锐利的器械和一些可拆卸的特殊器械。手工清洗器械必须经过浸泡、冲洗、手工刷洗、漂洗、烘干等处理流程后才能进行检测、保养、包装。

1）装载回收：使用后的器械，应核对名称、数量及完整性确认后，装入专用容器中。血渍过多的可用吸水纸或软布将其表面污垢去除，密闭后经污物通道送器械清洗室。感染手术器械，如肿瘤、脓肿、结核、肝炎、艾滋病、霍乱、非典型肺炎、炭疽、破伤风、禽流感等患者使用过的器械，术后须认真清点并记录，放入有特殊标志的密闭装载盒内，注明器械名称、数量、感染类型。

2）浸泡：使用过的器械用流动水冲洗后，在合适浓度的多酶清洗液中浸泡5～10分钟，器械的所有表面和空腔必须被多酶清洗液覆盖。对于可拆卸的器械，应将器械拆开浸泡。对于精细、尖锐的器械应分开处理，贵重器械的清洁应结合实际情况按器械的使用说明执行。特异性感染手术器械按病原体的不同选择相应的消毒剂进行浸泡消毒，严格控制浸泡时间。

3）冲洗：浸泡后的器械均用流水冲洗1～2分钟，以去除器械表面软化、松脱的污染物及消毒液。

4）手工刷洗：手工刷洗时应选择高泡沫清洗剂。在清洗槽中配置合适浓度的清洗液（浓度按产品推荐标准），将冲洗后的器械置于清洗液液面下用软毛刷刷洗，器械轴节、齿槽和管腔等难刷洗的部位应重点刷洗；软毛刷刷不到的细小管腔应采用高压水枪持续冲洗至无污物存留。清洗液的 pH 应接近中性（7.0～8.5），性质温和的清洗液不会造成器械的损伤，还可进一步分解器械上的蛋白质、血痂、黏液等。油脂污染重的器械，可用碱性清洗液。无机物（如污渍、锈渍等）污染重的器械可用酸性清洗剂处理。

5）漂洗：刷洗后的器械用软化水、纯净水或蒸馏水漂洗，彻底去除器械上残余的清洗剂。漂洗后的器械，若有明显的锈迹，则应用除锈液浸泡除锈后再次漂洗。禁止使用工业除锈剂进行器械除锈。

6）干燥：清洁后的器械尽量保持干燥，以免水垢残留引起器械的腐蚀，可选用烘干机烘干、不含纤维的棉布擦干或用高压气枪吹干，空腔器械必须选用高压气枪吹干。

（2）超声清洗机清洗：超声清洗机可清洗到刷子无法触及的区域，所以，清洗效果较手工清洗好。同时，操作简单，可根据电脑控制面板的程序选择需要清洗的程序，其主要原理是将普通的自来水经过两个过滤网去除水中的污垢，再通过软化机将水软化，用软化水做清洗液，将高频声波转化为机械振动，迅速去除器械上的组织碎片，对污染器械的清洗不仅能去除污物，还可以将器械加热至93℃以上，从而达到初步消毒效果，是感染手术器械较理想的一种处理方法。一般操作规程如下：

1）打开水、蒸气、电源的开关。

2）将需要清洗的器械放入清洗箱内。器械摆放时，应将剪刀、止血钳、持针钳、咬骨钳等轴节打开、倒放，器械物品摆放的高度须能保证旋转臂的正常运行。

3）根据清洗物品的种类选择器械清洗程序。

4）关上清洗机门并锁紧。

5）按"开始键"即开始运行，清洗—消毒—润滑—干燥一次完成，有效隔离洁、污两区，减少物品的再次污染。不仅可将人工清洗难以触及部位上的污物完全去除，还可减少操作人员被感染的机会。清洗过程中有固定的物理监测参数（如温度、时间等），并有统一的检测标准，比人工清洗的肉眼检查清洁度更科学、更准确，能高质量完成灭菌前的清洗工作。

6）使用超声波机器清洗时，必须将器械放在符合 ISO 标准的装载篮中清洗，为了保证机器清洗更彻底，必须将器械的关节打开，可拆卸的器械应拆开至最小单位，避免清洗盲区的存在，并按规范配置足够的多酶清洗剂。

7）器械清洗结束后应尽快取出器械，以防冷凝水形成。

4. 器械的维护与保养

（1）器械按手术专科分类放置，存放间应通风，避免强光直射，温度、湿度适宜。

（2）器械不可与散发强烈气味的化学药品一起存放，以免发生损坏。也不可存放在潮湿的地方，以免氧化、锈蚀。

（3）器械应有专人管理，合理组合器械包，按需分配使用。常用器械在包装前上油保养，备用器械每月保养1次。

（4）器械使用时，轻拿轻放，快递快收，不得随意投掷、搬弄。保持器械轴节灵活，尖端闭合，避免落地引起损坏。

（5）精细、贵重、锐利器械应与其他一般手术器械分开放置，避免相互碰撞、受压，并注意保护利刃部分。术后与其他器械分开处理，专用油保养。

（6）器械使用过程中应及时用湿纱布去除表面的污渍、血迹，保持器械清洁，防止污物残留，器械不可长时间浸泡在生理盐水中，以免引起腐蚀、凹陷。

（7）使用者应掌握器械性能、特点、用途、正确的使用方法及保养知识，以减少因不良使用导致的损坏，从而延长器械的使用寿命，如避免使用止血钳、持针钳搅拌骨水泥，剪刀剪钢丝等。

（8）器械污染后应及时收集到密闭的装载盒中送洗，避免因未及时处理引起腐蚀。

（9）特殊感染的手术器械应用全自动清洗机加酶清洗，温度为93℃，时间为1小时。或者采用先消毒后清洗的方法处理，但不能延长器械在消毒液中的浸泡时间。

（10）器械在每次清洗、检查后，包装前应使用抗微生物、水溶性的润滑剂进行保养。其方法为：器械清洗、干燥后，立即放入润滑剂中浸泡30秒取出，让多余的液体流出、晾干，而不必冲洗或擦拭，使润滑剂在器械灭菌、储存期间存留于器械表面，防止器械生锈及腐蚀。

5. 器械的灭菌 手术器械和物品的灭菌是预防手术感染最重要的环节，手术中使用的任何物品均属于高危险性物品，必须经灭菌（灭菌剂或灭菌器）后才能使用。一般在日常工作中，我们根据所灭菌物品的性质、特点来选择灭菌方法，使其在灭菌过程中既不受损，又能达到灭菌效果。对耐高温、耐湿的物品和器材，首选压力蒸气灭菌。对于不耐热、忌潮湿和贵重的物品，首选环氧乙烷气体或过氧化氢等离子体灭菌，耐湿、不耐高温的器械可选用低温灭菌器或化学剂浸泡灭菌。下面介绍几种手术部常用的灭菌方法。

（1）压力蒸气灭菌：压力蒸气灭菌是利用高温、高压杀死器械或物品上一切微生物。特点是杀菌可靠、经济、快速、灭菌效果好，是目前器械灭菌的首选方式。压力蒸气灭菌主要适用于耐高温、耐高湿的医用器械和物品的灭菌。不能用于凡士林等油类和粉剂的灭菌。常用压力蒸气灭菌器是根据排放冷空气的方式和程度不同，分为下排气式蒸气灭菌器和预真空压力蒸气灭菌器两大类。

1）压力蒸气灭菌分类

①下排气式压力蒸气灭菌器：利用重力置换原理，在密闭的蒸气灭菌器内，蒸气压力在108kPa，温度达121℃时，使热蒸气在灭菌器中从上而下，将冷空气由下排气孔排出，排出的冷空气由饱和蒸气取代，利用蒸气释放的潜热使物品达到灭菌，在20~45分钟内可杀灭一切细菌和芽胞。

②预真空压力蒸气灭菌器：利用机械抽真空的方法，将锅内冷空气抽出98%以上，使灭菌柜室内形成负压，蒸气得以迅速穿透到物品内部进行灭菌。蒸气压力达205.8kPa（2.1kg/cm^2），温度达132℃或以上开始灭菌，一般灭菌时间为4分钟，到达灭菌时间后，抽真空使灭菌物品迅速干燥。根据一次性或多次抽真空的不同，还分为预真空和脉动真空两种，后者因多次抽真空，空气排除更彻底，效果更可靠，但不适用于液体灭菌。

2）压力蒸气灭菌注意事项：每日应检查灭菌设备是否安全、有效。灭菌前应将器械、物品彻底清洁，物品洗涤后，应干燥并及时包装。包装时应按所选择的灭菌方法来包装，用自动启闭式或带通气孔的器具装放的器械在灭菌前应打开通气孔。器械、物品捆扎不宜过紧，外用化学指示胶带贴封，灭菌包每大包内和难消毒部位的包内放置化学指示卡。器械包摆放时应允许内部空气的排出和蒸气的透入。下排汽灭菌器和预真空灭菌器装载量分别不得超过柜室内容量的80%和90%，同时预真空压力蒸气灭菌器和脉动真空压力蒸气灭菌器的装载量又分别>柜室内容积10%和5%，以防止小包装效应，残留空气影响灭菌效果。应尽量将同类物品放在一起灭菌，若必须将不同类物品装放在一起，则应遵守以下原则：

①以最难达到灭菌物品所需的温度和时间为准。

②难以灭菌的大包放在上层，较易灭菌的小包放在下层。

③金属物品放下层，纤维织物包放上层。

④物品装放不能贴靠门和四壁，以防吸入较多冷凝水。

⑤金属包应平放，盘、碟、碗等应处于竖立的位置。

⑥纤维织物应使折叠的方向与水平面成垂直状态。

⑦玻璃瓶应开口向下或侧放以利于蒸气进入和空气排出。

⑧物品装放时，上、下、左、右相互间应间隔一定距离以利蒸气置换空气。

⑨大型灭菌器，物品应放于柜室或推车的载物架上；无载物架的中小型灭菌器，可将物品放于网篮中。

（2）低温灭菌技术

（1）环氧乙烷气体灭菌：环氧乙烷是第二代低温灭菌剂，气体穿透力强，可穿透玻璃纸、聚乙烯或聚氯乙烯薄膜等，其杀菌力强、杀菌谱广，可杀灭各种微生物，灭菌效果可靠，对灭菌物品损害较小，故适用于畏湿、畏热的器材及不宜用一般方法灭菌的器械，如电子仪器、光学仪器、医疗器械、皮毛、化纤、塑料制品、内镜、透析器和一次性使用的诊疗用品等。环氧乙烷有一定毒性，器械灭菌后必须通过通风处理，消除滞留的毒性物质后才能使用。环氧乙烷气体浓度、灭菌环境温度、相对湿度和灭菌时间均会影响灭菌效果，一般中型环氧乙烷灭菌器要求灭菌条件为浓度 800～1000mg/L，温度 55～60℃，相对湿度 60%～80%，作用 6 小时可达到灭菌目的。使用可透过环氧乙烷的塑料薄膜密闭包装并带有可过滤空气的滤膜，则灭菌效果更好。环氧乙烷应存放在无火源、无转动马达、无日晒、通风、温度低于40℃的地方，但不能将其放入冰箱。操作人员应戴防毒口罩，不慎接触到液体必须立即用水冲洗 30 秒。因环氧乙烷遇水后可形成有毒的乙二醇，故不可用于食品的灭菌。

2）等离子体灭菌法：等离子体灭菌技术是近年来新出现的一种低温物理灭菌技术。等离子体是低密度的电离气体云，等离子由某些中性气体分子或其他气化物质在强电磁场作用下形成气体电晕放电、电离而产生。特点是作用迅速、杀菌可靠、作用温度低、清洁而无毒性残留。适用于内镜、不耐热器材、各种金属器械、玻璃等物品的灭菌。但能吸收水分和气体、管腔＜3mm 的器械及物品不适用等离子体灭菌。注意选用专用包装材料包装。

3）高效能医用灭菌器：用 45～48℃的无菌水将灭菌剂溶解，再用循环泵把溶液泵入器械内部和清洗盘内循环，使药液与清洗干净的器械内、外表面充分接触至指定时间，达到器械完全灭菌状态，然后将无菌水经循环泵泵入器械内部和清洗盘内循环清洗 2 次，以清除器械内、外表面的残留药液，最后用真空泵把器械内的水抽干。

其主要灭菌机制为：

①灭菌剂可直接氧化细菌的细胞壁蛋白质，使细胞壁和细胞膜的通透性发生改变，破坏细胞的内、外物质交换平衡，导致微生物死亡。

②灭菌剂分子进入细胞体内，可直接作用于微生物酶系统，干扰细菌的代谢，抑制细菌生长与繁殖。

③灭菌剂的酸性可改变细胞内 pH，影响细菌的正常代谢，酸性亦可直接损伤细菌。适用于耐湿不耐高温的器械灭菌。注意在程序进行时，不能打开箱盖，无防水装置的内镜不能采用本设备进行灭菌。若原本使用戊二醛浸泡灭菌的器械使用该灭菌器灭菌，必须先清除戊二醛残留物，方可进行灭菌，否则会影响灭菌效果。

（3）灭菌效果的监测：消毒、灭菌是预防医院内感染的重要措施之一，其效果的监测是评价消毒、灭菌设备运转是否正常，消毒、灭菌药剂是否有效，消毒、灭菌方法是否合理，消毒、灭菌效果是否达标的唯一手段，故在医院消毒、灭菌工作中至关重要。医院消毒、灭菌效果监测人员须经过专业培训，掌握一定的消毒、灭菌知识，熟悉消毒、灭菌设备和药剂性能，具备熟练的检验技能，能选择合理的采样时间（消毒后、使用前），遵循严格的无菌操作。监测所用化学指示剂、指示卡、指示带、菌片必须经卫生部门批准，并在有效期内使用。

1）化学监测法：化学指示剂的监测，是一种间接指标，可用于日常监测。

①化学指示卡监测方法：将既能显示蒸气温度，又能显示温度持续时间的化学指示卡放入待灭菌的器械包中央，经一个灭菌周期后，取出指示卡，根据其颜色及性状的改变判断是否达到灭菌条件。

②化学指示胶带监测法：将化学指示胶带粘贴于待灭菌物品包外，经一个灭菌周期后，观察其颜色的改变，以显示是否经过灭菌处理。

③结果判定：检测时，所放置指示卡的性状或颜色均达到标准要求，则灭菌合格。若压力灭菌指示胶带上的色条由米白色变为黑色，包内指示卡由米白色变为黑色，则说明灭菌成功。环氧乙烷气体灭菌时当指示胶带由黄色变为橙红色，指示卡由玫瑰色变为绿色，可间接判断器械达到灭菌要求。等离子体灭菌时当指示胶带由红色变为橘黄色，指示卡由红色变为橘黄或淡黄色，说明器械充分接触过氧化氢等离子体，表示器械达到灭菌状态。

2）生物指示剂监测法：将嗜热脂肪杆菌芽胞制成的生物指示剂分别装入灭菌小纸袋内置于标准试验包中心部位。经一个灭菌周期后，在无菌条件下，取出标准试验包内的指示剂，$56℃$培养1天，观察颜色变化。检测时，设阴性对照和阳性对照。若每个指示片接种的溴甲酚紫蛋白胨水培养基均不变色，判定为灭菌合格；若由紫色变为黄色，则灭菌不合格。

3）物理（工艺）检测法：热电偶检测法检测时，将多点温度检测仪的多个探头分别放于灭菌器各层内、中、外各点。关好柜门，将导线引出，在记录仪中观察温度上升与持续时间。若所示温度曲线达到预定温度，则灭菌温度合格。

4）化学消毒剂的监测：化学消毒剂在使用过程中，使用时间的延长，光、热等因素都会对其有效成分产生一定的影响，尤其是一些自行配置的易挥发消毒剂，随着使用范围的扩大，其浓度也在不断地变化，因此，必须定时进行监测，包括消毒剂的浓度、浸泡效果和消毒液微生物的监测。例如，戊二醛浓度指示卡，不同的测试卡有不同的测试范围，将所需浓度的监测卡片浸于戊二醛溶液中 3 秒再取出，用中性滤纸吸取多余的液体，3~5 分钟后观察，不超过 8 分钟变为均匀黄色的为合格。

6. 器械的转运

（1）器械灭菌前的转运：使用后但未经清洗的污染器械应及时放在专用的装载盒内，通过污物通道运送至清洗区域，装载盒及运送工具使用后应及时清洗、消毒，并保持干燥。

（2）未灭菌的器械应清楚注明，不得与灭菌器械混放。运输及灭菌时，应分类放置，较重的器械放在下层，特殊的、贵重的、不能受压的器械放在装载篮的上层，以免损坏。

（3）灭菌后器械的转运：灭菌后的器械不能立即转运，应在灭菌器内充分冷却后才能转运。尽量减少直接用手触摸器械包，必要时可戴无菌手套搬运。灭菌后的器械最好放在灭菌推车或网框架上直接转运，有条件的医院应通过专用通道运送无菌器械。

（4）运输工具应定时清洁、干燥，疑有污染时应立即清洗、消毒。

（5）灭菌器械不慎落地，或者误放不洁处，或者表面潮湿、包装松散，均应视为污染，不得使用。

7. 器械的储存

（1）灭菌器械的储存环境：灭菌后器械的储存环境应设空气净化装置，室内空气保持正压，温度保持在 18~22℃，相对湿度 ≤50%。房间的地面必须平整、无裂缝，易于清洁和消毒，远离害虫、餐厅及卫生间。无菌区的环境质量，还应建立定期监测制度（至少每月 1 次），监测内容主要有空气细菌数不得超过 200CFU/m³，物体表面细菌数不得超过 5CFU/cm²，无菌室工作人员手上的细菌数不得超过 5CFU/cm²，灭菌后的器械不得检出任何种类的微生物及致热源。

（2）灭菌器械的管理

1）无菌储存区专供储存无菌物品，区域内有专人专管，严格限制人员的进出，以免污染无菌器械。进入人员应进行卫生处置：洗手、更衣、换鞋、戴帽子和口罩。

2）灭菌器械应由专人统一管理、统一安排、统一调配、统一发放。发放时，应先发有效期将至的物品。如超过有效期，虽未使用，也应重新包装、灭菌。

3）灭菌器械应由无菌物品储存室人员分类放置与发放，按手术专科、分类摆放。布类包装器械放在一个区域，纸塑包装物品放在另一个区域。外购的一次性灭菌物品必须先去掉外包装，经热源检测、无菌试验合格后，才能进入无菌物品存放间。物品应按灭菌的先后顺序放置在存放架上，存放架距地面 20cm、距天花板不少于 50cm、距墙壁不少于 5cm，注明有效期及使用的先后顺序，便于使用时拿取，有侧孔的金属盒应关闭侧孔，布类及纸塑包装器械应避免潮湿。器械的摆放与发放按左进右出顺序进行，先期先用，保证供应，避免浪费。

4）灭菌物品应按灭菌日期的先后放置，以便及时使用。布类包装灭菌物品应存放 7 ~ 14 天，纸塑包装灭菌器械保存期限为 6 个月至 1 年。

5）每日检查所有无菌物品，若发现任何包装无有效期、破损、撕裂或表面潮湿，一律视为污染，应重新灭菌。无菌物品存放架应定期擦拭消毒，室内空气应定期消毒并做监测，地面应每日用消毒液湿式擦洗。

6）开启的无菌包或储存无菌物品的容器只限于 24 小时内使用。首次使用人员应在指示带上注明开启日期、时间并签名。

第二节　手术缝针及缝合器

手术缝针一般分为针尖、针身及针孔（针眼）三个部分。按针身弯曲度分为直针和弯针，按针尖形状分圆针和三角针。一般情况下，应根据组织、脏器及血管等的脆弱度选择缝针。目前，临床使用的缝针种类很多，本节重点介绍常用缝针。

一、手术缝针的类别

1. 按针尖分类

（1）圆形缝针（俗称圆针）

1）圆锥形针尖及圆形针体，能轻易地穿透组织，无切割作用，孔道小、损伤轻。主要用于缝合柔软、容易穿透的组织，如皮下组织、胸膜、腹膜、胃肠道、血管、心脏组织、神经鞘等。

2）圆钝针头及圆形针体，组织损伤最小，用于钝性分离和缝合脆性组织，如肝、脾手术等。另外，钝针的另一特点是操作时不会造成针刺伤，避免血液性传染病暴露，在国外，越来越多的医师选用圆钝针缝合组织。

（2）角针：针尖及针体截面均呈三角形，有三个锐利的边。有锋利的针尖和切割性的刃缘，易于穿透难以穿刺的组织。但在穿刺后会留下较大的孔道，对周围组织、血管损伤较大，多用于皮肤、骨膜、腱膜、软骨、瘢痕等组织的缝合。角针又分为正角针及反角针，反角针的损伤略小于正角针。

（3）圆体钻石针：切割性针尖及圆形的针体，穿透性强，而组织损伤极小。

（4）铲针：铲形针尖及薄而扁平的针体，提供精细手术所需的最高平稳度，特别适合眼科手术使用。

2. 按针体分类　按针体分类有弯针、直针两种，直针在临床上使用较少，弯针在配合持针器使用时，缝合速度较快，是较常用的针体。根据针体弧度分为 1/4 弧、3/8 弧、1/2 弧、5/8 弧等（图 2-10）。

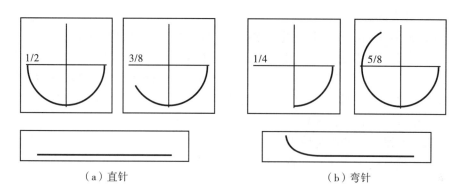

（a）直针　　　　　　　　　　（b）弯针

2-10　缝针图

3. 按针孔分类

（1）密闭孔：针孔部分类似家用缝针，是一个密闭的孔洞，有圆形、椭圆形及方形几种，缝线必须穿过针孔才能缝合。

（2）隙裂眼：针孔部分呈开岔状，缝线可自针孔末端卡入针孔中。

（3）无针孔：针与线直接连接在一起成为连续的整体，即无损伤的缝合针线，成品有单端附针、两端附针，缝合后轻拉便可将缝针与缝线分离的缝针设计。多用于血管吻合、管状或环形构造组织的连续或间断缝合，如肠道吻合、心脏手术等。

二、手术缝针型号

手术缝针的型号有 5×12、5×14、6×14、6×17、7×17、8×20、8×24、9×24、9×25、9×28、13×24、9×34、10×28、11×24 等。选用以上各类、各型号的缝针时，应与大小不同的持针器搭配，避免搭配不当造成针体弯曲或折断，影响手术进行。

三、其他缝合器

1. 金属皮钉　此类皮钉装入特制钉匣内，一次性使用，工作原理类似订书机，多用于缝合皮肤。

2. 引线针　有手把，前端为扁圆钝弯形针尖及针身，深部组织结扎血管时使用，不易割伤，便于操作，常用于肝脏手术。

四、手术缝针的选择原则

为了避免缝针穿刺造成的组织损伤，在制作及选用上应注意以下几点：

1. 采用精选的不锈钢合金制成，不易生锈与腐蚀，可避免组织的感染及损伤。

2. 坚韧且具有弹性，弯曲时不容易断裂。

3. 针尖部分尖锐。

4. 缝针的粗细应与缝线的粗细一致，以减少对组织的损伤。

5. 无菌、抗腐蚀，防止微生物或异物进入伤口。

6. 视不同的组织需求，选用外形及大小适宜的缝针。当缝针较短时，弧度越大越适用于深部组织的缝合；脆弱、精细的组织（如血管、神经、心脏、肠壁等）应选用针径较细的缝针。

五、手术缝针的组合使用

常用缝针的组合使用见表2-1。

表2-1　常用缝针的组合使用

品名	配置		数量
普外组合针（血管吻合）	○3/8	4×12（2颗）	2颗
腭裂套针	○1/2	5×12（2颗）	4颗
	△1/2	5×12（2颗）	
腭裂套针	○1/2	5×12（1颗）	5颗
	△1/2	5×12（2颗）	
	△1/2	6×17（2颗）	
唇裂套针	△3/8	3×10（2颗）	6颗
	△3/8	4×12（2颗）	
	○3/8	4×12（2颗）	
甲状腺套针	○3/8	5×14（2颗）	8颗
	○3/8	6×17（2颗）	
	○3/8	7×28（2颗）	
	△3/8	7×28（2颗）	
腮腺套针	○3/8	5×14（2颗）	8颗
	○3/8	6×17（2颗）	
	○3/8	7×20（2颗）	
	△3/8	6×17（2颗）	

续　表

品名	配置	数量
手外科套针	○3/8　5×14（1 颗） △3/8　5×14（1 颗） ○3/8　6×17（1 颗） △3/8　6×17（1 颗）	4 颗
骨科套针	○3/8　5×14（1 颗） ○3/8　9×28（2 颗） △3/8　9×28（2 颗）	5 颗
乳腺包块套针	○3/8　5×14（2 颗） △3/8　6×17（2 颗）	4 颗
胸科套针	○3/8　5×14（2 颗） ○3/8　6×17（2 颗） ○1/2　10×28（3 颗） △3/8　10×28（3 颗）	10 颗
内镜套针	△1/2　9×28（1 颗）	1 颗
阑尾套针	○3/8　5×14（1 颗） ○3/8　6×17（1 颗） ○3/8　8×24（1 颗） △3/8　8×24（1 颗）	4 颗
剖腹探查套针	○3/8　5×14（2 颗） ○3/8　6×17（2 颗） ○3/8　9×28（3 颗） △3/8　9×28（3 颗）	10 颗
脑外科组合套针	○3/8　5×14（3 颗） ○1/2　12×20（2 颗） △3/8　10×24（3 颗）	8 颗
妇产科组合套针（子宫套针）	○3/8　5×14（2 颗） ○3/8　6×17（2 颗） ○1/2　12×20（2 颗） △3/8　9×28（2 颗）	8 颗
泌尿科（尿道下裂套针）	○1/2　3×8（2 颗） △3/8　3×6（3 颗）	5 颗

续 表

品名	配置	数量
泌尿组合针（尿道修补套针）	○3/8 6×17（3颗） ○1/2 8×20（3颗） ○1/2 11×24（3颗） △1/2 9×24（3颗）	12颗
泌尿组合针（前列腺套针）	○3/8 6×17（3颗） ○1/2 8×20（3颗） ○1/2 11×24（3颗） △1/2 9×24（3颗）	12颗
体循环组合针（成人体外套针）	○3/8 6×17（3颗） ○1/2 8×20（3颗） ○1/2 13×24（3颗） △1/2 9×24（3颗）	12颗

第三节 手术缝线

缝线在手术中可缝合各类组织和脏器，亦可结扎血管，起到止血的作用。所有的缝线在人体组织内均为异物，可引起不同程度的不良反应。选用缝线最基本的原则是尽量使用细而拉力大、对组织反应小的缝线。常用的型号有0、1～10-0，零数越多表示缝线越细。

一、医用缝线的类别与使用

依缝线的性质分为可吸收性缝线和不可吸收性缝线两大类。依据其制作方法可分为多股及单股纤维两种。多股缝线采用多股纤维紧密编织而成，有较好的张力强度，容易操作及打结，但易藏匿细菌，造成线头脓肿及感染，而且在刺穿组织的过程中对组织的牵扯较大。而单股缝线则相反，其组织炎症反应较少，但不易操作及打结。

1. 可吸收性缝线 是目前较理想的一种缝线，由健康哺乳动物的胶原或人工合成的多聚体（聚羟基乙酸包膜）制备而成。天然的可吸收性缝线纤维是通过人体内酶的消化来降解的，而合成的可吸收性缝线则先是通过水解作用，使水分逐渐渗透到缝线纤维内而引起多聚体链的分解。与天然的可吸收性缝线相比，合成的可吸收性缝线植入人体后的水解作用引起的组织反应较轻（表2-2）。

表2-2　可吸收缝线的特征与用途

规格型号	弧度	针型	针长（mm）	线长（cm）	缝合用途
1	1/2	⊙	40	90	骨科、筋膜手术
0	5/8	⊙	27	70	内镜手术
	1/2	⊙	40	45	间断关腹、关胸
	1/2	⊙	30	75	子宫残端、韧带缝合、前列腺手术
	1/2	⊙	50	150	筋膜手术
	1/2	⊙	40	150	连续关腹、关胸、骨科跟腱
	1/2	⊙	37	90	子宫、腹膜、肌肉、鞘膜、膀胱
	1/2	⊙	40	150	连续关腹、关胸、骨科跟腱手术
2-0	1/2	⊙	40	45	间断关腹、关胸
	1/2	⊙	36	90	骨科，特别是关节囊、滑膜囊手术
	1/2	⊙△	36	135	剖宫产手术、子宫、皮下组织
	1/2	⊙△	35	135	产科、妇科手术
	5/8	⊙	36	70	泌尿外科手术
	1/2	⊙△	37	150	关腹
	1/2	⊙	27	75	子宫颈、韧带、肌腱、疝气修补
	1/2	⊙	27	70	泌尿外科手术
3-0	1/2	⊙	20	70	泌尿外科、胃肠手术
	3/8	△	26	75	皮肤缝合
	1/2	⊙	22	45	间断吻合气管、食管、肠道、硬脑膜
	1/2	⊙	20	75	甲状腺、胆囊、肝管、肠吻合（间断）手术
	1/2	⊙	20	45	甲状腺、胆囊、肝管、肠吻合（间断）手术
4-0	3/8	△	19	70	整形外科皮肤、皮内缝合
	1/2	⊙	16	75	泌尿外科、小儿外科、神经外科、胃肠外科手术
	1/2	⊙	17	70	产科、妇科、泌尿外科手术
	1/2	⊙	20	75	甲状腺、胆囊、肝管、肠吻合（间断）手术
	3/8	△	24	67	皮肤、皮内缝合
5-0	1/2	⊙	13	70	输尿管吻合
	3/8	△	12	45	皮肤、皮内缝合
	1/2	⊙	17	70	胆管、膀胱、输尿管手术

续　表

规格型号	弧度	针型	针长（mm）	线长（cm）	缝合用途
	3/8	⊙	16	70	手部肌腱吻合
	1/2	⊙	13	67	输尿管、胆管、输卵管吻合
	1/2	⊙	12	70	泌尿外科手术
6-0	1/2	⊙⊙	13	75	精细胆管吻合、小肌腱手术
	1/2	⊙	13	67	输尿管、胆管、输卵管吻合
	3/8	△	12	45	表皮美容缝合（乳房、唇裂、包皮）
	1/2	⊙	13.5	45	输尿管、胆管、输卵管吻合
7-0	3/8	⊙⊙	10	46	尿道下裂修补、小儿外科手术、心血管吻合

（1）天然可吸收性缝线：外科羊肠线分为普通肠线和铬化肠线。二者均由高度纯化的胶原加工而成。外科肠线的吸收速率取决于线的类型、组织类型、组织状况及患者的全身状态等。外科肠线可用于感染伤口的缝合，但此时其吸收速率明显加快。

1）普通外科肠线：用羊肠或牛肠黏膜下层组织制作的易吸收缝线，吸收快，术后抗张强度仅能维持 7～10 天，并在 70 天内被完全吸收。但组织对肠线的反应较大。多用于愈合较快的组织，如皮下组织、感染伤口等，一般常用于子宫、膀胱等黏膜层缝合。

2）铬制肠线：肠线经铬盐溶液处理制成，可对抗机体内各种酶的消化作用，减慢组织吸收速度，使吸收时间延长至 90 天以上，其造成的炎症反应比普通肠线少。一般多用于妇科及泌尿系统手术，是肾脏及输尿管手术常选用的缝线。使用时，应先用生理盐水浸泡使其软化，缝合时易于拉直。

医用肠线的型号有 1 号、2 号、0 号、1-0、2-0、3-0、4-0、5-0 等。目前，大型综合医院使用医用肠线有逐渐减少的趋势，逐步被较理想的人工合成的可吸收缝线取代。

（2）合成的可吸收性缝线：具有表面光滑、吸收快、损伤小、组织反应小等特点。其型号有 0～9-0。针有圆针与三角针之分，使用时应根据临床用途进行选择。常用于肠道、胆管、肌肉、关节囊、子宫、腹膜等组织脏器的缝合，也可用于眼科和烧伤整形科手术。

1）涂层可吸收缝线：涂层可吸收缝线是由丙交酯和乙交酯（polyglactin 370）共聚物加上硬脂酸钙所制成的多股编织可吸收缝线。其优点为：①穿过组织流畅；②打结平稳，定位准确；③减少钳闭组织的倾向；④可用于感染伤口的缝合。缝合后第 14 天时,涂层可吸收缝线,缝线的抗张强度约保留 75%。缝合后第 21 天时,6-0 或更粗型号缝线的抗张强度约保留 50%,而 7-0 或更细缝线则仅保留 30% 左右,约在 30 天丢失其张力强度的 95%。缝合 40 天以内,缝线几乎不被吸收,56~70 天时则被完全吸收。涂料的吸收亦非常迅速,为 56~70 天。这种缝线最适合筋膜的缝合,也可作为皮下(真皮内)包埋缝线。

2)快吸收缝线:快吸收缝线是缝线的一种快速吸收的变态,在第 5 天可保留其原始张力强度的 50%,在第 14 天失去所有的张力强度。快吸收缝线的特点是在缝合后第 12~14 天内开始降解,故适用于表面皮肤和黏膜撕裂的缝合。

3)单股缝线:单股缝线研于 1993 年,是新一代的单股可吸收缝线。其柔韧性强,操作方便,易于打结,组织内不起化学作用,可如期吸收。缝合后第 7 天时可保留原强度的 50%~60%,第 14 天时降低到 20%~30%,第 21 天时强度消失。91~119 天时被完全吸收。适用于除神经外科、血管外科、眼科及显微外科手术以外的皮下、软组织缝合及结扎等。

4)编织可吸收缝线:编织可吸收缝线是由乙醇酸的聚合体制成的编织缝线。作为第一个可吸收性缝线材料出现在 1970 年。在缝合后 14 天内保留其张力强度 50%。直到术后 15 天才开始被吸收,完全被吸收一般在术后的 60~90 天,其吸收速率快于合成的单股可吸收缝线,慢于涂层可吸收缝线。编织可吸收缝线多用于包埋的皮下(真皮内)缝线。其编织特性使得细菌可以包埋在缝线纤维内,增加了伤口感染的概率。

5)合成的单股可吸收缝线:合成的单股可吸收缝线是由聚合的二氧六环酮制成的一种单股缝线。为合成的单股可吸收缝线的代表。它集松软、柔韧和单纤维结构等特征于一体,吸收性能良好,能维持伤口抗张强度 6 周以上(为其他合成的可吸收性缝线的两倍),组织反应轻微、对细菌的亲和性低。缝合后第 14 天保留其 70% 的抗张强度,28 天时为 50%,42 天时为 25%。6 个月后被完全吸收。适用于需长时间维持高张力的组织,如筋膜的缝合等。因其为单股缝线,不藏细菌,可以安全用于污染伤口的缝合。其不切割组织,不会引起缝线脓肿。但其打结的牢固性较差,一般须连续打 6~7 个结才能保证其牢固性。

6)长期吸收的编织合成缝线:长期吸收的编织合成缝线可以用于愈合存在问题或软组织缝合较为困难的患者,其在可吸收和不可吸收缝线之间架起桥梁。张力强度在缝合后第 6 周为原张力强度的 90%,3 个月为 80%,6 个月为 60%。尽管是编织的,但缝线具有涂层,仍能顺利通过组织。

2. 不可吸收性缝线 不会被活体组织消化吸收也不被水解的缝线。一般来说，在植入超过1年后，仍保存着大部分的原有质量，并且部分或完全地保持其初始功能。适用于：①皮肤缝合，但伤口愈合后应拆除；②体腔内的缝合，将长期存留于组织内；③对可吸收性缝线有过敏反应、瘢痕体质或有组织肥大的患者；④体内装有固定除颤器、起搏器、药物释放器等暂时性装置的患者（表2-3）。

表2-3　不可吸收缝线的特征与应用

规格型号	弧度	针型	针长（mm）	线长（cm）	缝合用途
5	1/2	△	45	75	软骨、小骨碎片、韧带缝合
2	3/8	△	77	45	减张缝合
1	3/8	△	90	50	减张缝合
0	1/2	⊙	27	75	内镜手术、膀胱悬吊手术
2-0	1/2	⊙⊙	25	90	瓣膜固定（连续）
	1/2	⊙⊙	17	75	瓣膜固定（间断）
	1/2	⊙⊙	25	75	二尖瓣置换
	1/2	⊙⊙	16	75	主动脉瓣置换
3-0	1/2	⊙⊙	25	90	心房、心室的切口缝合
	1/2	⊙⊙	16	90	血管缝合（防渗漏针）
	直	⊙	60	75	皮内缝合
	3/8	△	26	45	整形外科皮肤、皮内缝合
	3/8	△	26	45	整形外科皮肤、皮内缝合
	1/2	⊙	22	90	心脏外科手术
4-0	1/2	⊙⊙	16	90	主动脉切口、近端吻合
	1/2	⊙⊙	17	90	血管吻合
	1/2	⊙⊙	16	75	房室缺修补
	1/2	⊙⊙	17	90	肝动脉、静脉吻合
	1/2	⊙⊙	17	90	心脏外科手术
5-0	1/2	⊙⊙	13	75	血管吻合（冠脉旁路移植术）
	3/8	⊙⊙	13	90	肾动脉吻合
6-0	3/8	⊙⊙	13	75	心脏、肝胆外科的血管吻合
	3/8	⊙⊙	13	75	心脏外科血管吻合
	3/8	⊙⊙	9	60	冠脉旁路移植、肝动脉吻合

续　表

规格型号	弧度	针型	针长（mm）	线长（cm）	缝合用途
7-0	3/8	⊙⊙	9	60	心脏、肝脏外科的血管吻合
	3/8	⊙⊙	9	60	冠脉旁路移植、肝动脉吻合
8-0	3/8	⊙⊙	6.5	45	血管吻合
9-0	3/8	⊙	4.7	13	显微外科血管、神经吻合
10-0	3/8	⊙	3.75	13	显微外科血管、神经吻合
	3/8	⊙	4	13	显微外科血管、神经吻合
11-0	3/8	⊙	4	13	显微外科血管、神经吻合

（1）天然的不可吸收性缝线

1）丝线：丝线是由天然的单纤维蚕丝经捻搓或编织两种工艺加工而成，初始的丝线为白色，经过植物色素染成黑色以制成手术缝线。分束线和团线两种。其柔软强韧，容易操作，在组织内反应小，但在体内不吸收而形成异物，易导致手术感染影响切口愈合。丝线是使用最广泛的不可吸收性缝线，除胆管、泌尿道及组织有感染时不可使用外，其余组织皆可使用丝线。丝线常用型号为5-0、4-0、3-0、2-0、0、1号，线长60cm或70cm。目前有条件的医院已较少使用团线，已被一次性医用束线所取代。丝线不可重复消毒使用，以免影响其拉力。

2）合金缝线：外科不锈钢缝线基本特性有无毒、易弯、纤细等。单纤维和捻搓型多纤维缝线都具有抗张强度大、组织反应低、打结便利等优点。只要缝线不断裂，组织的抗张强度就不改变。不锈钢缝线可用于腹壁缝合、胸骨缝合、皮肤缝合、减张缝合，以及各种矫形外科和神经外科手术。操作过程中，应避免锐器损伤造成感染及血液暴露。

（2）合成的不吸收缝线

1）尼龙线：是由合成的聚酰胺聚合物制成。是第一种合成不可吸收性缝线，最早出现在1940年。它可以是单股的（黑色、绿色、无色），也可以是编织缝线（黑色、白色）。因组织反应低、强度高而应用广泛。单股尼龙线可用于大血管的缝合，或者表皮切口的缝合。埋置的缝线每年通过水解失去其强度的20%，感染率很低。单股尼龙缝线相对较硬，具有恢复原形或脱结的倾向，因此，结扎时应多打几次结。聚酰胺线为高强度而极少有组织反应的尼龙缝线，其中非常纤细的型号（9-0，10-0）染成黑色后常用于眼科和显微外科手术。聚酰胺线由尼龙纤维细丝精密编织而成，外加涂层以改善其可操作性，外观、手感和操作均类似丝线，但强度更大，组织反应更轻微。

2）聚酯缝线：是由聚酯制成的紧密编织多股缝线。其操作和打结性能好，结的牢固性特别优越，是缝合人造血管的最佳材料。聚酯纤维能持久地保留在体内，提供精确而均一的张力，极少破损，术后无须因刺激性而考虑去除缝线残端。眼科手术后，聚酯纤维缝线几乎不会引起烧灼痛和瘙痒。由于未经涂层，聚酯纤维缝线穿过组织时的摩擦系数较高。聚酯优质线经聚异丁草丹涂层，可顺利拆除，容易通过组织。具有优越的柔韧性和可操作性，能平稳地结扎、系紧。缝合材料和涂料的药理学特性均不活跃，组织反应轻微，可在体内长时间地维持其强度。聚酯优质线主要用于心血管外科，如血管吻合、人造血管或瓣膜的缝合等。聚酯优质线也可与 Teflon 或聚酯衬垫片配套使用。小垫片作为缝线下面的支撑物能防止邻近脆弱组织的撕脱。小垫片常规应用于瓣膜手术，可在瓣膜环极度畸形、扭曲或破坏的情况下使用。聚丁酯缝线被认为是改良的聚酯缝线，由对苯二酸酯和聚丁烯对苯二酸酯组成。

3）聚丙烯缝线：又名滑线，通过聚丙烯的聚合而制成，是一种特别惰性的单股缝线，可保留其张力强度。因为是单股，很难打结但柔软，比其他单股缝线易于操作。使用滑线打结时，须将手打湿，防止拉断。缝线感染性很小，可用于具有并发症的污染部位。这些缝线表面十分光滑，可以顺利通过组织并保持一定程度的可塑性，如材料表面的光滑性使结容易滑脱。聚丙烯缝线的组织反应很小，可在组织中保留无限长时间。已被广泛应用于普外科、心血管外科、整形外科及眼科。

二、选择缝线应考虑的因素

1. 患者情况　肥胖、身体衰弱、年龄较大、患有慢性疾病、营养不良等均会影响伤口的愈合时间，故此类患者通常选用不易吸收的缝线。

2. 缝合部位　愈合较快的组织（如胃肠、膀胱等），常采用可吸收性缝线。愈合较慢或有张力的组织（如皮肤、筋膜、肌膜等）常选择不可吸收性缝线。

3. 其他因素　当组织有感染或可能被汗液污染时，尽可能选用单股可吸收缝线。心脏手术荷包缝合时，应选用光滑、单股、可脱针的医用涤纶编织缝线，以减少创伤。

手术用缝线都以单一的包装成品出售。这些无菌品大多以[60]Co 或氧化乙烯作灭菌处理，可吸收的缝线不能用高温灭菌，因为潮湿及热度都会破坏缝线的张力强度，破坏缝线的品质。所以，无菌包装缝线最好在确定使用时才拆封，拆开后未使用的缝线不能灭菌处理再使用，以免损及张力强度，危害患者的生命安全。

第四节　敷　　料

手术敷料包括各种布类敷料和纱布类敷料。布类敷料由医院材料组统一供应，可反复使用。纱布类敷料以往由手术部（室）工作人员自己制作、包装、灭菌。现已有厂家供应各种带显影功能的、灭菌的、透气功能良好、具有吸水性的一次性成品敷料，直接供应临床使用，不仅减少了护士的劳动，而且使用更方便、安全。

一、切口敷料

切口敷料是指盖在伤口上，有保护作用的覆盖物。具有协助止血、加速伤口的愈合、防止感染和吸收分泌物的作用。它是经过灭菌、吸收性较好、通气性较好的棉垫、纱布、带孔薄膜或黏性薄膜等。

1. 纱布类　质料分粗、细两种，均应为质地柔软的脱脂纱布，以吸水性强、纤维不易脱落为佳。纱布类敷料可以制作多种形状，以满足临床不同需求，具体见表2-4。

表2-4　纱布类切口敷料的功用及规格

名　　称	功　　用	规　　格
纱布垫	保护皮肤和脏器，更多用于术中擦血，擦拭器械	长50cm，宽23cm，8层纱布制成，可在一角有一条约10cm布带，必有5cm×1cm硫酸钡片或50cm×0.1cm可显影钡条缝制其中，可单包或随敷料一起高压蒸气灭菌后备用。市场上也有一次性灭菌级成品提供
纱　布	术中擦血及洗涤手术野皮肤、覆盖伤口等	大纱布长60cm，宽25cm，2层纱布制成，一角有一条约5cm布带，必有5cm×1cm硫酸钡片，或50cm×0.1cm可显影钡条缝制其中，一般5块一包，可单包或随敷料一起高压蒸气灭菌后备用。小纱布长28cm，宽24cm，折叠为7cm×6cm，8层光边方块。市场上均有一次性灭菌级成品提供
纱布球	检查深部组织是否有出血点，可用于扁桃体手术压迫止血和手术中皮肤消毒	用长14cm，宽10cm纱布块做成椭圆形纱球，硬度适中，系上线绳或显影条。市场上有一次性灭菌级成品提供
上颌窦纱布条	用于喉部、咽部、上颌窦、乳突等耳鼻喉科手术中擦血、止血	长20cm，宽10cm

续　表

名　称	功　用	规　格
鼻纱条	填塞伤口、引流与止血	长60cm，宽6cm，折成58cm×1.5cm，4层挽成8字形
耳科纱条	填塞伤口、引流与止血	长30cm，宽2.8cm，折叠成28cm×0.7cm，4层挽成8字形
泪囊纱布条	用于眼科泪道手术	长12cm，宽4cm
纱布剥离子（俗称花生米）	术中钝性剥离组织。小纱布块制成长、圆形两种，使用时以钳夹住，并用生理盐水浸湿	用纱布细带剪成5cm见方。将毛边圆形向内折叠，最后折成花生米形。市场上均有一次性灭菌级成品提供
阻断带	手术中用于管道组织牵拉及血管的阻断	采用精细鞋带面料，截成40～43cm长的条带。目前市面上有4种颜色、硅胶材质、灭菌级的一次性成品提供

2．棉花类　棉花类切口敷料的功用及规格见表2-5。

表2-5　棉花类切口敷料的功用及规格

名称	功　用	规　格
棉花球	小棉球用于眼科手术时，保护角膜和拭血。大棉球用于扁桃体手术止血、洗涤皮肤伤口，消毒手术区皮肤或黏膜	小棉球直径为0.5cm，大棉球直径为2cm
棉签（棉棒）	采集培养标本，或蘸消毒液涂擦皮肤或物品消毒	棉签长短应根据临床需要而定。取小片棉花，紧卷在细签上，顶端略大。市场上均有一次性灭菌级成品提供
脑棉片	颅脑手术拭血，保护脑组织及神经组织，骨科脊柱手术止血	用脱脂棉制成。目前已有一次性成品，根据需要做成各种规格，如30cm×90cm，20cm×90cm，15cm×30cm等，一端缝制显影线作标记

3．敷贴　目前，临床逐渐大量使用敷贴代替医用脱脂棉和纱布。因为医用脱脂棉和纱布易与创面肉芽组织粘连，换药或解除时易引起二次创伤和细菌繁殖，造成创面积液，增加切口感染的机会。

（1）功用：敷贴柔软、舒适、透气、安全、粘贴力强，使用方便，不粘连伤口，能有效吸收伤口分泌物，换药时不破坏伤口组织，可避免疼痛，有效防止伤口感染，利于伤口愈合。适用于人体任何部位手术切口或伤口，可任意固定在肢体关节活动部位，使伤口在舒适的状况下受到保护。使用时，应揭去表层防黏纸，将敷料轻抹于伤口部位。

（2）规格：根据不同部位选用不同规格，目前临床常用规格有 10cm ×35cm、10cm×30cm、10cm×25cm、10cm×20cm、9cm×25cm、9cm×20cm、9cm×15cm、9cm×10cm、9cm×7cm、7cm×7cm、6cm×10cm、14cm×12cm、6cm×7cm 等。市场上均有一次性灭菌级成品提供。

二、特殊敷料

特殊敷料的功用及规格见表2-6。

表2-6　特殊敷料的功用及规格

名称	功　用	规　格
弹力绷带	弹力绷带能均匀地对受压部位产生一定压力，有利于对手术创伤部位及组织加压止血。常用于四肢、胸部手术切口加压包扎、指端包扎。在患肢进行早期功能锻炼过程中，因弹力绷带伸缩而产生的回弹力可起到类似按摩挤压的作用，可促进血液循环，改善或加快静脉回流，有效预防和治疗术后静脉血栓形成。它能改善组织缺血，加快水肿吸收，从而减少水肿的发生率和皮下血肿形成	100cm×10cm、100cm×2.5cm、450cm×10cm
凡士林纱布	脓肿切口引流、填塞伤口、压迫止血，也可用于保护新鲜创面	用16cm×10cm纱布去掉周边松纱头，将纱布叠好，每层各折起一角（以便取用），然后置于容器内加入适量凡士林油膏，灭菌后备用。市场上有一次性灭菌级成品提供
碘仿纱条	用于耳、鼻窦、腭裂修补，人工肛门及深部腔道内填塞。具有止血、引流、防腐、消炎等作用	常用规格有 100cm×12cm、60cm×6cm、30cm×2cm。市场上均有一次性灭菌级产品提供

三、布类敷料

1. 常用布类敷料　常用布类敷料的规格及用途见表2-7。

表2-7 常用布类敷料的规格及用途

名 称	规 格	用 途
治疗巾（双层）	88cm×55cm	手术切口周围消毒后，遮盖皮肤
中单（双层）	215cm×110cm	各种手术铺单、遮盖手术野及器械台、铺手术床、固定患者四肢等
大包布（双层）	130cm×130cm	无菌敷料包、器械包外层
孔巾（双层）	190cm×90cm，距上端60cm处开椭圆形孔，孔长17cm，宽10cm	五官科小手术，小包块活检
腹被（双层）	320cm×220cm，距上端100cm处开一个20cm×20cm椭圆形孔	除胸外科手术外，各科手术铺单
胸被（双层）	360cm×220cm，距上端84cm处开一个40cm×40cm十字形孔	胸外科手术铺单
袖套	60cm×26cm，袖口缝上双层弹性套，顶端缝一个长25cm的布带	手术人员术中手术衣袖被污染后使用，也可用于套颅骨钻连线，作为无菌保护套
托盘套（枕套，双层）	110cm×53cm	遮盖器械升降托盘，套患者枕头和翻身枕
约束带	180cm×15cm，黏性搭扣25cm×15cm	约束患者下肢
约束带（小）	15cm×4cm，黏性搭扣5cm×4cm	约束患者上肢，截石位时约束腿部
手术衣（大）	身长120cm，领口55cm，领口及肩水平两侧各缝1根长30cm系带；袖长60cm，袖口缝10cm长的松紧口；手术衣分前、左、右三片，前、右片宽75cm，左片宽30cm；右侧腋窝下15cm处（右、前片接缝线）及右片外侧距上端30cm处各缝1根长75cm的系带	穿着时，系好领口及肩部系带，将右片遮盖背部及左片，使手术衣前、后均达到无菌状态，右片外侧系带向后绕至前面，与腋下系带在腰前打结。主要用于遮盖手术人员的身体、手臂，以阻隔细菌
手术衣（中）	身长115cm，领口50cm，领口及肩水平两侧各缝1根长30cm系带；袖长55cm，袖口缝10cm长的松紧口；手术衣分前、左、右三片，前、右片宽70cm，左片宽25cm；在右侧腋窝下15cm处（右、前片接缝线）及右片外侧距上端30cm处各缝1根长75cm的系带	同上

续　表

名称	规　格	用　途
手术衣（小）	身长110cm，领口45cm，领口及肩水平两侧各缝1根长30cm系带；袖长50cm，袖口缝10cm长的松紧口；手术衣分前、左、右三片，前、右片宽65cm，左片宽15cm；在右侧腋窝下15cm处（右、前片接缝线）及右片外侧距上端30cm处各缝1根长75cm的系带	同上
洗手衣（大、中、小）	身长分别为85cm、80cm、75cm，腰分别为70cm、65cm、60cm，鸡心领口，外有口袋	进入半限制区、限制区的工作服
洗手裤（大、中、小）	裤长分别为110cm、105cm、100cm，腰围分别为115cm、105cm、100cm，腰用松紧带缝制，以便穿脱。外有口袋，最好双面口袋	进入半限制区、限制区的工作服

2. 常见手术布类包名称与数量　见表2-8。

表2-8　常见手术布类包名称与数量

	名称	数量	长（cm）×宽（cm）
大腹包 （供腹部手术铺单）	大腹被	1	320×220
	枕套	1	110×53
	纱布垫	3	50×23
	大纱布	10	60×25
	小纱块	3	9×7
	包布	2	130×130
	3M指示卡	1	
大胸包	大胸被	1	360×220
	大纱布	10	60×25
	纱布垫	3	50×23
	包布	2	130×130
	3M指示卡	1	
基础敷料包	中单	3	215×110
	治疗巾	8	88×55

第五节　仪器及耗材管理

手术部（室）大量的仪器、设备和消耗性的医用材料是围术期护理工作的物资保证。对其实施有效管理，充分发挥它们的作用，减少浪费是手术部（室）管理者的一项重要任务。

一、仪器设备的管理

手术部（室）配置的手术床、高频电刀、显微镜、腔镜手术系统、各种动力系统、超声刀等各种精密手术仪器是顺利完成手术的重要工具。因此，加强管理，保证仪器、设备的良好状态，有效地使用仪器、设备，对于提高工作效率和医疗护理质量具有重要的意义。

1. 严格遵守仪器、设备的申购程序，先填写设备物资的购置申请单，由相关部门评估并批准后方能购买。

2. 完善贵重仪器、设备的管理制度，实施专人主管负责制，建立资产出入账登记册。

3. 做到"四定"、"四防"。"四定"是指定人管理、定点存放、定期检查和定期维护。"四防"是指防尘、防潮、防蚀、防盗。

4. 专人负责专科仪器、设备的使用及保养，负责联系维修事宜，建立相应的登记本。

5. 专业人员讲解新进仪器的使用、保养和注意事项，并制定操作流程，以便规范使用。

6. 专人负责术后精密仪器的清洁和保养工作。

7. 严格外借制度　外借必须得到医院上级部门的批示后，凭借条借出和收回。

8. 须报废的仪器、设备先填写医院固定资产报废申请单，由相关部门评估、批准后，再办理报废手续。

二、耗材管理

手术部（室）耗材分为低值耗材（如普通丝线、纱布、棉签、纱球、缝针等）、中值耗材（如可吸收缝线、安全留置针、生物医用胶、血管牵引带等）和高值耗材（如心脏瓣膜、吻合器、闭合器、动脉瘤夹等）。手术部（室）耗材管理一直是手术部（室）管理的重点工作。

1. 耗材管理的类型

（1）集中式：所有物资都集中于供应室，由供应室负责管理和发放。特点是不能及时满足手术台上的需求，手术部（室）需要建立一个二级库房储备物资，以供手术使用。

（2）分离式：除了衣物及制剂外，各种医用耗材皆由手术部管理。特点是手术部需要大量的储存空间。

（3）手术部个案工作车：由供应人员根据手术需要预备医用耗材于专用车上，于术前送至手术间。特点是须要耗费大量的人力和物力。

2．管理范围

（1）手术器材的运行管理。

（2）一次性低值耗材的管理。

（3）高值耗材的管理。

（4）手术收费管理。

3．组织结构　手术供应部人员结构见图2-11。

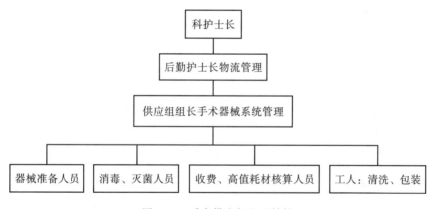

图2-11　手术供应部人员结构

4．管理要求

（1）标准化管理：手术供应部承担对手术物品的集中管理，因手术所需物品的种类多、紧急性强，管理上应该做到标准化、层次化、责任化和系统化。

（2）计算机管理：应用计算机管理系统，实现所有物品的可追溯性。对器械的清洗、打包、灭菌、储存、使用全过程进行追踪，对一次性耗材从领入、储存、使用、库存等整个流通过程进行追踪，最大限度保障患者的安全。

5．耗材管理措施

（1）建立健全耗材管理制度，实行专人负责。

（2）建立耗材管理账目，登记物资的领取种类、数量。

（3）建立耗材领用流程，按规定时间和流程分类领取。

（4）保证中、高值耗材的安全使用，每月清库结算 1 次，做到账物相符。

（5）每月统计低值耗材的消耗，分析使用情况，减少浪费。

（6）各种物品按用途进行分类、固定放置，做到整齐有序。

第三章 洁净手术部（室）人员工作职责及质量标准

护理人力资源的有效利用是医院护理管理改革的重要内容。对手术部（室）人力资源进行合理利用和开发，不仅能提高工作效率，增加单位效益，而且还能更好地保证医疗质量。因此，现代手术管理者要站在医院的宏观角度，开动脑筋，拓展思路，学习管理新观念，建立、完善人力资源的开发机制，使人力资源得到有效的利用。

第一节 洁净手术部（室）人员工作职责

一、总护士长的工作职责

1. 总护士长在护理部主任和临床外科主任的领导下，负责手术室行政业务、教学、科研管理工作。

2. 负责手术室工作的设计与规划及质量标准控制效果的测评。

3. 负责手术室人员的调配管理。

4. 参加手术间的重大抢救，并进行业务、技术指导。

5. 定期对护士长工作进行考评，并及时向护理部汇报。

6. 监督检查院内感染消毒隔离制度的落实以及无菌技术的执行情况。

7. 定期进行全科工作质量检查，进行质量分析，提出改进办法。

8. 及时了解国内外本专业的学术新动态，掌握本学科的发展方向。

9. 负责手术室仪器设备、器械及各类消耗品的申请及论证工作。

10. 掌握本专业的教学培训方向及效果测评。

11. 负责手术室经济核算，掌握低耗、高效的经济管理原则。

12. 负责手术室目标考评、学分考核、干部考核、奖金分配等工作的实施。

13. 组织本学科科研护理计划的设计与实施。

14. 及时掌握本科护理人员的思想、工作、学习情况，负责向护理部提出护理人员晋级、奖励等建议及手术室管理方面的建议和意见。

二、护士长的工作职责

手术室护士长工作任务重，涉及部门多，责任大。既要带领科室护理人员完成各种临床工作，保证手术室内高质量的工作效率和有效地运转，又要负责教学管理、科研工作及学科发展，有效地提高科室的业务技术水平和管理水平。

1. 在护理部主任直接领导下，科主任业务指导下，负责科室的行政和技术管理、组织管理和手术安排工作。

2. 负责制定护理人员工作安排：年初做计划，定月计划，周安排；年底做工作总结，及时修改规章制度并严格执行。

3. 按手术室管理质量及护理工作质量标准要求，检查执行规章制度及工作职责落实情况，强化技术操作程序，无菌技术及无菌观念。

4. 根据各级工作人员业务能力情况合理分工，配合医师完成手术。

5. 严格执行消毒隔离制度，督促检查每月 1 次的物品培养、空气培养。

6. 认真执行查对制度和交接班制度，杜绝差错事故的发生、对差错事故及时讨论，及时上报科护士长和护理部。

7. 及时解决和指导疑难手术的配合工作，亲自参加和组织危重患者的抢救工作。

8. 定期组织业务学习和训练，掌握新开展手术的配合，新仪器的使用，定期进行考试考核，制订教学计划，保证教学质量。

9. 负责临床护生带教工作。

10. 负责检查物品出入库情况及物品质量，做好经济核算。

11. 保证安全，做好固定资产的保管，定期对水、电、氧气等进行检查，避免发生意外。

12. 负责接待参观事宜，征求各科室意见，不断改进工作。

13. 保证手术后标本安全无误，保管合理，送检及时。

附：**护士长临床带教要求**

1. 护生进手术室前的准备要求

（1）接到护理部安排的护生实习通知后，首先学习、了解"实习大纲"要求，根据其要求与总责护士共同选定能胜任带教的教师。

（2）组织带教老师集体学习一遍"实习大纲"内容，制订本手术室带教计划。

（3）有重点的对带教老师进行抽查考核，如各种操作程序，教学质量。

2. 护生进到手术室的要求

（1）每批护生第一次进手术室，要由护士长亲自带教，解答护生所提的有关问题，介绍内容：

1）本手术室的环境、布局。

2）护理人员班次安排概况，作息时间。

3）有关规章制度、劳动纪律、请假制度。

4）抢救物品的定点定位，本专科常规急救要求。

5）常规管理要求（更衣室、洁净通道、非洁净处置通道、护士站、器械室、有菌及无菌敷料室、麻醉复苏室）。

（2）热爱关心每位护生，随时检查指导带教老师工作（政治素质、业务素质、心理素质），掌握各年资带教人员的实际水平、能力，并合理打分。

（3）组织安排好学生的出科考试（要求按"出科考试内容"）。

（4）在护生每轮实习结束前1周，征求护生对手术室带教的意见及要求，且向科护士长和护理部汇报，以便及时纠正带教中的不足。

（5）实习过程中，不论带教老师还是护生出现意外或特殊情况，要立即上报。

（6）护生在出科前1天将"临床实习评语表"交给带教老师，护士长在护生离科1周内做好鉴定，并交给科护士长，科护士长在护生离科两周内上交护理部。

三、总责护士的工作职责

1. 由护士长直接领导，协助护士长工作。负责手术室业务指导及规章制度的落实。

2. 护士长不在时代理护士长工作，及时巡视手术间，发现问题，解决问题。

3. 协助负责检查器械准备，药品准备，体位摆放，敷料准备等工作，督促检查各分工工作落实情况。

4. 按质量标准检查护士手术前准备、术中配合、术后处理是否准确完善，并记录考核成绩。

5. 协助护士长检查监督物价员手术收费情况、出入库情况、物品及空气培养、消毒液监测情况。

6. 检查保洁员工作质量。

7. 负责业务培训，教学计划的实施。

8. 协助护士长对护士考评、考核。

9. 协助护士长做好安全检查工作。

10. 负责财务管理。

四、门诊手术室护士长（组长）的工作职责

组长是最基层的管理者，是保障护理质量的关键层次。一般由主管护师担任，学历水平在本科以上。设有后勤、器械、教学、手术组组长。

1. 管理职能

（1）在手术室总护士长、护士长的领导下，认真执行、落实科室护理工作计划及小组工作计划。

（2）围绕医院和科室的中心工作，以患者为中心，优质高效地完成各项医疗、护理工作。

（3）按照护理程序，做到年有计划、月有总结、周有安排。强化管理意识，落实岗位责任制。

（4）对于重大疑难手术，要制定手术配合计划，做到术前有评估，术后有总结，并制定管理制度。

（5）落实专科护士标准，提高专科护士的素质。

（6）落实本组专科讲课，提高本组的教学及理论水平。

（7）严格手术间质量管理，提高小组长查房质量，及时解决本学科的专业疑难问题。

2. 职能分工

（1）手术组长

1）制定小组年计划，组织小组学习，负责小组人员管理。组长要掌握本组人员的思想动态及手术配合、学习情况。

2）每天都应对本组手术进行详细的了解和重点环节的检查，包括本组护士是否遵规操作，术前准备、术中配合、术后处理是否符合标准，发现问题能否及时解决。对工作中的问题和薄弱环节应及时发现，并向护士长提出意见。

3）负责小组的仪器管理，保证护士能正确、熟练地进行操作，保证仪器在使用时运转正常、性能良好。

4）制定小组带教新护士、进修生讲课及技术培训计划，提高本组人员带教理论水平和技术能力。

5）每周征求科室主任、手术医师对手术配合、设备器械的意见，及时改进，并向护士长报告。

（2）教学组长

1）负责新护士、进修生、实习护生的教学工作，根据"三生"的特点制定不同的教案。对新护士进行基础培训讲课，并与护士长一道对其进行考核，合格后分组进行临床讲课培训并及时了解其工作情况。检查新护士的学习、工作笔记，根据反馈意见修改教案，强化重点。

2）组织科内讲课和专科理论、专科技能操作考核，制定讲课内容并组织实施。对每实习小组进行专科理论、操作考核。根据科内工作特点制定考题。

（3）器械组长：负责器械的检查、准备及保养。每天根据通知单准备第二日的手术器械、特殊用物，并保证其性能良好。

（4）后勤组长：负责物品的请领、保管及发放。熟悉手术室物品内容，掌握用量，每月按需定期请领物品，并造册登记。定期检查物品的有效期，保证手术使用。

五、专科护士的工作职责

专科护士为完成手术室全职培训任职五年以上，具有护理本科学历和相当英语水平的优秀专科手术配合人才。能够指导护士进行手术患者的护理评估、诊断、计划实施和评价。

1. 掌握手术室专业基础理论知识、常用技术操作。

2. 全面熟练掌握本专科的理论知识、技术操作、手术配合特点。

3. 承担护校学生带教职责，能独立进行讲课，参与护理科研课题的实施。

4. 具有良好的沟通技巧和专业形象。

六、主任（副主任）护师的工作职责

主任、副主任护师为手术室的高级护理管理人员。

1. 负责指导手术室护理业务、技术、教学和科研工作。

2. 检查指导手术室急、重、新、疑难手术患者的护理配合及护理会诊。

3. 拟定手术室人员业务学习计划和进修生、实习护生教学计划，参与编写教材并负责授课。

4. 主持手术室的护理大查房，指导主管护师的查房，不断提高护理业务水平。

5. 对手术室护理差错、事故提出技术鉴定意见。

6. 指导并参与新护士教学计划的制定、实施、考核、培养工作。

7. 带教护理系和护理专修科学生的临床实习，担任部分课程的讲授，并指导主管护师完成此项工作。

8. 协助护理部做好主管护师、护师晋级的业务考核工作，承担对高级护理人员的培养工作。

9. 制定手术室护理科研、技术革新计划，并负责指导实施，参与审定、评价护理论文和科研、技术革新成果。

10. 负责组织手术室护理学术讲座和护理病案讨论。

11. 对全院的护理队伍建设、业务技术管理和组织管理提出意见，协助护理部加强对全院护理工作的领导。

12. 了解国内外手术室专业发展的新方向，积极开展新业务、新技术，积极引进先进仪器、器械，提高手术室的整体工作水平。

七、主管护师的工作职责

主管护师为手术室各手术专科的护理管理人员。

1. 在护士长领导下和本科主任护师指导下进行工作。

2. 负责手术室各项围术期护理工作与安全责任管理，承担难度较大的护理技术操作，协助护士长进行科室护理管理。

3. 担任重大手术的配合工作。负责常用药品及急救药品、器材的准备和管理，保证各种急救设备与抢救工作的落实。

4. 解决本专科护理业务的疑难问题，指导重危、复杂、抢救和新开展手术患者的护理工作的实施。

5. 协助护士长对本科室护理人员进行业务技术的考核，担任科室的教学工作及大专以上护士的培训工作。

6. 熟练掌握专科超声手术刀、血液回收机、激光仪、各种型号手术显微镜、高频电凝器、腹腔镜、关节镜等仪器设备的使用，对常见故障能及时排除。

7. 对器官移植、复杂的体外循环手术以及新开展手术，能正确制订护理计划，做好术前准备工作，并熟练配合。

8. 协助护士长组织和主持手术室护理查房，对下级护士的护理业务给予具体指导。

9. 对本专科发生的护理差错、事故进行分析，并提出防范措施。

10. 协助护士长做好行政管理和队伍建设工作，合理安排本班组工作。

11. 配合护士长组织手术室护师、护士、进修护士进行业务培训。

12. 负责手术室各类护生的临床实习带教，负责讲课和评定成绩。

13. 参加主管护师读书报告会，担任专题讲座。

14. 及时学习、掌握护理先进技术，积极开展新业务、新技术和护理科研，总结经验，撰写学术论文。

八、护师的工作职责

护师为手术室能胜任各专科手术配合的护理人员。

1. 负责手术室各项护理工作，包括术前准备、术中配合和术后患者的包扎、保暖、护送工作。

2. 参加各专科手术配合，指导护士正确进行各项护理技术操作，发现问题及时解决。

3. 负责手术中重点环节的安全管理，包括术中清点与手术标本的处理。

4. 参与危重、复杂、疑难患者的手术护理工作，能胜任体外循环、关节置换和器官移植等手术的配合。带领护士完成新开展手术和急诊抢救手术的配合工作。

5. 熟练掌握各专科常用仪器设备的使用和维护。

6. 负责手术间管理工作，包括规范化管理、财产管理、无菌物品管理、仪器设备管理等。

7. 参加护士长、主管护师组织的护理查房，参加病例讨论。

8. 协助护士长负责手术室护士和进修护士的业务培训。

9. 参加临床教学、带教护生临床实习，担任讲课任务。

10. 协助护士长开展各项护理科研工作，及时总结经验，撰写论文。

11. 对手术室出现的差错、事故进行分析，提出防范措施。

12. 掌握手术室基础知识，能应用护理程序制订手术患者护理计划。

九、护士的工作职责

是手术室能胜任基本护理工作的注册护士。

1. 在护士长领导下，担任手术室器械或巡回护士的工作，能胜任各班次的护理工作，服从护士长工作安排。

2. 能够胜任洗手护士、巡回护士的各项工作，并负责术前准备和术后终末处理工作。

3. 认真执行各项规章制度和技术操作规程，督促检查参加手术人员的无菌操作，注意患者的安全，严防差错、事故的发生。

4. 在护师的指导下，应用护理程序实施手术患者的护理。负责手术后患者切口周围的清洁、包扎、保暖和手术标本的管理。

5. 参加卫生清扫，保持手术室整洁、肃静，保持室内适宜的温湿度。

6. 熟悉各专科常用器械的名称和使用方法，按要求做好器械的清洗、保养、灭菌工作。

7. 掌握各专科常见手术的配合，在主管护师的指导下参与器官移植、体外循环、关节置换等重大手术的配合。

8. 完成护士长分配的工作，做好器材准备、药品保管及各项登记、统计工作。

9. 掌握手术室基础知识，三基考试达标。

10. 指导进修生、实习护生和卫生员的工作。

11. 承担部分护理科研和教学工作。

十、器械室护士的工作职责

手术器械是外科手术操作的基本工具，一台成功的手术需要手术团队人员的密切配合，同时也离不开性能良好的器械供应。因此，器械室护士应做好手术器械的计划供应、灭菌管理和维护保养工作。

1. 检查与交接要清楚

（1）检查无菌敷料室常备器械，做到五定，摆放有序，并建立物品表，标签书写清楚。

（2）保证各种灭菌锅（环氧乙烷灭菌锅、快速灭菌器）的正常安全运转，如有问题及时联系有关人员维修（环氧乙烷消毒锅、高温消毒锅、高压锅）。

（3）认真清点白班、夜班所有使用器械，核对无误后双签字打包灭菌备用，如发现器械丢失立即上报护士长，如有器械损坏，查找原因，维修或更换，并上报护士长。

（4）每月进行1次器械保养及大检查。

（5）定期大换班时仔细交接，认真清点登记。

2. 负责全科器械的使用及准备情况

（1）全面掌握手术器械使用及运转情况，制订器械使用计划。

（2）每日10∶00前回收手术通知单并做好择期手术器械的准备工作，合理调配各种器械。

（3）负责急诊手术器械的准备，以保证手术顺利进行。

（4）及时了解医师对器械的满意度，收集信息，并做好特殊情况记录。

（5）严格执行借物制度，建立借物本并有双方签字。

（6）负责各种引流管的制备及灭菌。

（7）消毒隔离工作

1）负责器械打包并灭菌，每日检查无菌包的日期。

2）负责环氧乙烷灭菌物品的包装及灭菌，生物培养的监测。

3）保持器械室桌面和物品的清洁，物体表面每天清洁1次，每周大扫1次。

十一、洗手护士的工作职责

洗手护士的工作任务是准备好手术台上所需物品，然后严格按照无菌技术操作进行外科洗手、穿手术衣、戴手套，进入无菌区域，安排器械和用物，以便使用，并在整个手术过程中为手术提供所需的无菌器械和物品。

1. 手术前一天了解病情、手术部位、名称，熟练掌握手术步骤和所用器械性能及注意事项。

2. 交班前检查器械、敷料、物品是否齐全，提前15～20分钟刷手，整理检查手术的器械、敷料，与巡回护士共同清点器械、纱布、纱布垫、针线及各种小件（包括螺丝钉）等所有物品登记、签名。

3. 按照手术步骤，集中精力传递器械，要主动、动作敏捷、准确，器械用过后及时收回，擦净血迹，摆放整齐，保持术野四周及器械台整洁、干燥。

4. 术中严格执行无菌操作规范，对违反无菌操作者及时提示，立即纠正，对疑有污染的物品、器械、敷料要及时更换处理。

5. 对二类手术要严格执行无菌隔离原则，区分使用器械、纱布等，关闭切口前要洗手或更换手套，切口周围更换纱布、敷布。

6. 特异性感染手术的器械、敷料、房间要按特异性感染处理。

7. 关闭胸、腹、硬脑膜等前后，需再次与巡回护士共同清点、核对，防止遗漏。

8. 切下的标本防止丢失，应放置于标本袋内交给术者，按照病理制度处理。

9. 手术后器械刷洗干净，摆放整齐，精密锐利器械分别处理，由器械室护士核对后打包灭菌备用，如有缺损应立即更换并报告维修。

十二、巡回护士的工作职责

巡回护士是在无菌区域外为患者做特殊物品准备的工作，巡回护士应将手术所需的仪器设备及其他用物安排到位。在手术进行中，巡回护士有责任纠正手术台上人员违反无菌技术操作的行为，指导洗手护士的工作，提供手术所需物品，负责手术室内外联络事宜。因此，在保证手术顺利进行方面，巡回护士起着至关重要的作用。

1. 术前1天访视患者，了解手术准备情况，填写术前访视单。根据病情和术式准备体位垫、手术仪器并检查性能。

2. 术前入手术间检查清洁状态、洁净情况及手术间温湿度。调节备用的各种仪器设备呈使用状态。

3. 术前接患者，按手术通知单核对患者的科别、姓名、性别、年龄、诊断、术式、麻醉方式、有否手术同意书、各项化验单、备血量、术前用药、术中带药、X线片、腹带等物品。核对无误后做好腕带及手术部位的标识，护送患者入手术间。

4. 感染患者应在手术间门外做好标识，根据感染情况做好隔离工作。

5. 根据手术核查制度，配合术者及麻醉师对《手术安全核查表》的内容进行三方核对，填写核查表并共同签名。

6. 建立静脉通路，对于备血的患者在明显处标明血型，协助麻醉医师麻醉，不得随意离开患者。

7. 与洗手护士对点手术台上所有物品，包括器械、纱布、螺钉、针线及各种小件，记录到手术护理记录单上，并签名。无器械护士配合的手术，需与术者共同清点核对台上所有器械及物品，并检查器械的功能及完整性，做好记录。

8. 根据手术需要固定好体位，使手术视野暴露良好，防止压伤、烫伤、灼伤等。负极板要垫于肌肉丰富的部位，调好灯光，监督医师消毒皮肤，防止碘灼伤皮肤，协助医师穿手术衣，洗手、清除手术间内与手术无关的纱布，保证纱布数目准确。

9. 保持室内整洁肃静，地面无杂物、血迹，及时为术者擦汗，监督并执行无菌技术操作，术者及参观人员有违反者及时纠正，不得擅自离开手术间。

10. 了解手术进展情况，主动及时供应台上所需物品，按手术部位调好灯光，随时观察输液、输血及用药反应，防止液体外渗，保证输液通畅有效。

11. 严格执行术中病理制度，负责台上病理冷冻切片的送检，并在病理本上登记，必要时协助器械护士保管部分病理，并做好交接及记录。

12. 关闭各种切口前后根据手术护理记录单记录的器械数量进行逐次清点，做好双登双签工作，并在手术护理记录单背面贴好标有达到灭菌标准的指示带。

13. 没有洗手护士配合的手术，巡回护士和术者对点台上所有物品，并检查器械的功能和完整性。妥善保管标本负责向医师交班。填写好手术护理记录单，巡回护士与术者做好双登双签工作。

14. 手术结束后，关闭无影灯，擦干血迹，包扎伤口，检查全身皮肤情况，穿好病员服，填写接送患者交接单，与麻醉医师共同护送患者回病房，防止引流管脱落，与病房护士交班。

15. 做好手术间的终末处理，检查手术间的设备有无损坏，及时报修、补充。对于特殊感染的手术间按特殊规定处理。

16. 做好手术登记和物价登记，负责第2天手术间的物品准备。

十三、麻醉护士的工作职责

1. 在手术室护士长领导下，麻醉科主任业务指导下进行工作。

2. 每日根据电脑统计各种药品的数字，负责检查核对麻醉处方并签字、盖章，送中心药房，10：00负责领回并仔细核对后分别放置。

3. 每日检查准备间急诊药品及物品的使用情况，及时添加并保证急诊插管箱内物品齐全，喉镜性能良好。

4. 每日检查手术间内麻醉机及监测仪、输液泵是否齐全并保证手术正常使用。

5. 每日负责贵重物品的发放及登记，并检查核对所有麻醉患者的收费单，如有漏费及其他问题及时追回并解决。

6. 每日负责各手术间常用药品的整理及添加。根据电脑统计数目将各种麻醉药品分别放置在各麻醉医师的工作车内。

7. 每周添加各手术间的麻醉基本耗材，每日督促卫生员做好麻醉仪器的清洁卫生工作。

8. 每日添加各手术间麻醉单、麻醉收费单及麻醉处方。

9. 每月底请领各种文具及医疗文件。

10. 每月底将麻醉科各种耗材的使用情况及下个月的计划向科主任进行书面报告，以协助科室的经济核算。

11. 每月检查各种药品的使用有效期。

12. 随时确保重大抢救及手术所需特殊物品的供应。

十四、供应护士的工作职责

1. 在科护士长及护士长领导下，负责完成手术室所有手术所需灭菌敷料、耗材、物品的供应和管理。

2. 负责酸化水、快速灭菌器的维护保养。

3. 负责各种化学试剂、消毒液等的请领工作。

4. 负责手术用耗材的基数管理，定期清点，检查有效期，确保物品供应不积压。

5. 负责标本的核对登记工作。

6. 协助护士长做好物品供应的管理，确保各项工作符合流程要求及质量标准。

7. 保持无菌间卫生清洁，物品放置整齐有序。

8. 负责择期手术所用敷料、器械的准备，送至各手术间。

9. 督促检查消毒员及卫生员的工作。

十五、复苏室护士的工作职责

1. 在手术室护士长领导下、麻醉科主任业务指导下进行工作。

2. 负责患者在麻醉复苏期间的监测与护理工作。

3. 严密观察病情，做好监测与记录工作，准确执行麻醉医师的医嘱。

4. 负责麻醉复苏室内药品、器械的管理工作，定位放置，定时维护，确保无失效，处于应急状态。

5. 负责麻醉复苏室和室内所有物品的清洁、消毒工作。

6. 负责相关资料管理及统计工作。

7. 协助收取前一天及当天所有手术患者的麻醉费用。

十六、夜班（值班）护士的工作职责

夜班（值班）护士负责当班急诊手术的配合和抢救工作，遇有抢救患者时，夜班（值班）护士应开通绿色通道，迅速接收患者，备好抢救物品，以挽救患者的生命。

1. 提前 15 分钟上岗。

2. 清点物品

（1）急救物品的清点：抢救器械、敷料、一次性用品等。

（2）一般物品清点：拖鞋、棉大衣、钥匙、轮椅、平车。

3. 巡视检查　巡视手术间及各通道，确保水、电等安全。

4．接班

（1）接急诊手术。

（2）接白班未完成的手术，器械物品须当面清点。

5．环境管理

（1）术前、术后保证物品定点定位，清洁整齐。

（2）保证餐饮室、更衣室、洗浴间、护士站、休息室、器械室、复苏室、污物间的环境卫生。

（3）加强外来人员管理并做登记。

（4）急诊手术不允许参观。

6．交班

（1）认真书写交班本：夜班急诊情况、抢救情况、特殊病例（包括手术感染情况、特殊物品使用情况）。

（2）特殊情况的交接、借物、查房。

（3）器械核对无误后方可离开。

（4）与下一班次交接未完的手术。

十七、门厅人员的工作职责

1．坚守工作岗位，不得擅自离岗，负责督促检查入室守则及参观制度的执行。

2．负责洗手衣、裤、口罩、帽子、参观衣、鞋、钥匙及教学参观用物的管理和供应。

3．检查借出物品归还情况及归还物品是否齐全。

4．接待门诊预约手术患者和急诊手术，通知急诊人员安排手术。

5．每日督促卫生员清洗消毒拖鞋，备足急诊手术所需衣、裤、鞋、帽、口罩。

6．负责内外工作联系，做好记录及传达工作。

7．督促外出人员写离岗登记。

8．及时打开显示屏幕及音响设备，手术结束或术中找家属谈话，及时通知患者家属。下班前关闭家属等候区显示屏及音响设备。

9．做好手术统计及科室考勤工作。

10．督促卫生员保持护士站、更衣间、换鞋间整洁。

11．协助做好月满意度调查工作。

12．做好手术申请核对及电脑维护工作。

13．督促帮助非住院手术患者的收费工作。

14．做好每日手术网报工作。

十八、无菌室人员的工作职责

无菌室管理员主要为手术提供各种无菌器械包、布类包及特殊手术物资，并根据手术的种类及时协调器械物资，以保证手术使用。同时做好无菌室的管理工作，要求物品摆放规范，数目清楚，无过期物品，无遗失。

1. 建立无菌室物品管理账目，做到无菌室器械包账目清楚。

2. 负责无菌室器械及物品的准备，根据次日手术情况，计划手术所需器械物品及布类包。合理计划、科学调配，保证手术使用。

3. 接收供应室送来的无菌器械及低温灭菌物品，如器械物资有误，在交接单上注明，同时与供应室联系。

4. 检查无菌物品有效期，保证无菌室无过期包，保证无菌室清洁、整齐、有序。

5. 负责手术间器械包和布类包的准备及发放，无菌室器械做到交接落实到个人，交接清楚。

6. 负责连台手术急需器械的紧急灭菌并送到手术间。接收供应室灭菌后送来的外来器械和植入物。

7. 清点各柜无菌器械数量，如清点有误，及时与相关人员联系。无菌室工作日清日毕，物品数目清楚，无遗失。

8. 定期与器械库管人员沟通，根据手术需要，及时配备和增添手术器械包及物资。每年 1~2 次清理器械包总数。

9. 做好节假日期间无菌物品的管理。

10. 异常情况向护士长汇报。

十九、收费耗材人员的工作职责

1. 坚守岗位，不得擅自离岗。

2. 检查核实前 1 天门、急诊患者费用落实到位情况。

3. 负责统计前 1 天择期及急诊手术总数，并将择期手术排班表送交护士站。

4. 备齐贵重高值耗材基数，保证手术间使用，并及时通知供应室护士补足基数。

5. 核对检查手术患者收费记录单，高值耗材数量与记账收费是否吻合，申请手术名称和实际手术方式是否一致，发现不符合或不当及时检查更正。

6. 收费认真、仔细，熟悉物价政策和收费标准，确保不漏收、少收、多收、错收费用。

7. 完成当日所有住院手术患者收费工作，不发生患者已出院费用未收现象。

8. 负责每日费用统计和每月费用累计。

9. 保持收费间清洁、整齐。

10. 妥善保管收费单，以备查对。

11. 督查巡回护士领用高值耗材按规定登记后发放。

二十、内职卫生员的工作职责

1. 负责所有手术间的清洁，确保物品表面无灰尘。

2. 保证手术辅助用房及走廊、刷手间的清洁与卫生维护。

3. 根据工作日程和周程有计划地对手术室墙面、回风口、排风口进行清洁。

4. 确保污物间、刷洗间的清洁，对医用污敷料、医用垃圾进行打包整理。

5. 负责清创车及石膏车的清洁及整理。

6. 负责手术中随时外送的污物及垃圾，对术后医用垃圾回收及打包。

7. 负责办公室、更衣室、休息室等生活区的卫生及维护。

8. 负责医护人员午餐的接收和发放。负责入手术室人员的登记及洗手衣裤、更衣室钥匙、拖鞋的发放及回收。

第二节　洁净手术部（室）工作质量标准

手术部（室）的工作质量关系到手术患者的安全，为了指导护士高效、高质量的工作，制定相关的工作流程及质量标准是非常必要的。

一、护士长工作质量标准

1. 护士长工作质量标准

（1）有良好的护士长素质，以身作则，严格执行各项规章制度，严格训练考核护士，做到一视同仁，奖罚分明，合理评价护理人员。

（2）根据上级标准及科内存在问题及时修改、健全规章制度，并认真贯彻执行。

（3）保证各班职责、日程、周程明确，规章制度和各项操作程序质量标准健全，有计划的考核。

（4）确保组织分工合理，严格执行查对制度，杜绝严重差错。

（5）各种敷料及贵重仪器有专人管理，使用时有交接制度，责任明确，并有记录。

（6）保持各种物品性能良好，物资定期请领，以保证各种手术需要。

（7）对新护士、进修生、实习护生有培训计划，每周有考核及小讲座，每月理论考试1次。

（8）设意见簿，定期征求医师及科室领导意见，及时解决问题。

2. 护士长工作日程（表3-1）

表 3-1 护士长工作日程

时间	工作日程
7:00~7:30	(1) 阅读夜班交班本，了解夜间患者的手术及抢救情况 (2) 夜间手术未结束，安排人员接手术台 (3) 检查器械室、无菌敷料室、敷料制作室、刷洗间、男女更衣室的质量标准 (4) 检查手术间物品准备情况，做好手术前准备工作
7:30~7:45	(1) 晨会交班，检查劳动纪律及仪表着装 (2) 对夜班工作提出要求，对问题及时讨论或解决 (3) 落实当日在岗人员职责，查问术前准备情况
7:45~10:00	(1) 参与巡回护士与病房护士交接手术患者的各种准备工作，检查物品、药品等的核对及双方签字，患者腕带与手术标识带 (2) 有计划的检查医师、麻醉医师、护士三方检查制度的执行情况，医师、护士洗手、穿手术衣、戴手套、铺台、摆体位等操作是否符合要求，手术患者皮肤消毒质量（按质量标准要求） (3) 按周程检查护士、卫生员工作及手术配合程序并记录 (4) 了解手术进行情况，指导解决疑难问题 (5) 安排接台手术、急诊手术人员和手术间
10:00~10:30	按手术预约通知单安排手术间，安排困难与各科主任协商
10:30~12:00	(1) 检查手术及接台情况、患者情况（皮肤、伤口、引流、输液）、以及接送患者、转送患者等，有问题及时协调 (2) 检查术后终末处置情况
12:00~13:00	午休
13:00~15:00	(1) 按手术通知单和手术大小合理安排次日手术人员 (2) 按周程考核劳动纪律及各分工组职责落实情况 (3) 有计划的征求手术医师、麻醉医师对当日护士配合情况的意见和要求，及时调整改进
15:00~16:00	(1) 按周程检查护理人员及卫生员的工作质量，填写考核表 (2) 安排小讲座（业务带教）或考核考试 (3) 做到次日配合手术人员熟练掌握手术有关配合工作
16:00~16:30	(1) 检查交班本，准备与夜班交接班 (2) 根据情况安排白天未完的手术及加班人员

3. 护士长工作周程（表3-2）

表3-2 护士长工作周程

时间	工作内容
星期一	（1）检查无菌敷料室的敷料、器械包的摆放，标签、指示剂书写是否清晰，是否有消毒日期等 （2）督促各种消毒液及时更换，检查日期、标签等 （3）检查各房间桌面、地面、物体表面等清洁工作质量，各种清洁工具处理是否得当 （4）检查器械刷洗、污物处理是否按消毒隔离要求 （5）检查房间登记情况（每月第3周），督促每月物品和空气培养的准备工作
星期二	（1）检查护士交接班程序规范（日班与夜班，机动与机动，白班间的替换） （2）检查手术配合常规（包括接送患者、麻醉配合等各种操作）
星期三	（1）各班次是否按职责完成工作，质量是否达标（熟练配合、服务满意、无差错事故发生） （2）卫生员、临时工职责是否到位 （3）检查教学、培训质量 （4）术前、术后访视落实情况
星期四	（1）检查各种物品、小件制作和准备情况 （2）检查各种消耗物品的请领、出入库以及手术收费情况，做好经济核算
星期五	（1）检查环境安全（水、电、煤气等），物品摆放是否符合安全要求 （2）手术配合的安全情况，急救物品准备情况 （3）贵重仪器使用安全的检查（尤其精密仪器的使用）

二、总责工作质量标准

1. 总责工作质量标准

（1）有良好的护士素质，工作责任心强，有管理能力，能带头执行各项规章制度。

（2）定期检查指导护理人员的各项护理工作及质量标准。

（3）确保手术室分工工作落实到位，保证手术器械、敷料物品和仪器设施准备完善、供应及时。

（4）具有教学能力，做到有计划的业务培训，定期考核考试，有记录、有评价。

（5）准确统计工作量并及时上报，保证手术合理收费，不漏费和乱收费。保证手术室安全工作，确保手术无事故发生。

2. 总责工作日程（表3-3）

表3-3 总责工作日程

时间	工作日程
7：00～7：30	（1）按照通知单检查手术房间物品准备情况，如器械、敷料、药品、仪器等，发现问题及时指导纠正 （2）协助安排夜班未完的手术 （3）检查卫生员卫生质量标准
7：30～7：40	参加晨会交班，对房间准备不全及其他情况提出指导意见，对当日手术有疑问者给予指导训练 （1）参加接手术患者工作，按接患者标准要求，督促指导 （2）参加手术配合工作，按器械和巡回护士工作职责要求 （3）参加急诊手术及抢救手术工作
12：00～13：00	午休
13：00～14：00	统计工作量，核算手术费
14：00～15：00	（1）协助安排急诊手术、接台手术 （2）协助检查手术器械的刷洗、保养、打包、灭菌等工作
15：00～16：00	（1）按周程进行检查各项工作 （2）督促检查病理标本送检情况，登记情况 （3）安排业务讲座及业务训练并详细记录
16：00～16：30	负责安全检查，检查夜间交班，向护士长汇报

3. 总责工作周程（表3-4）

表3-4 总责工作周程

时间	工作内容
星期一	检查器械室 （1）手术器械准备准确无误，抢救器械完备无缺 （2）做到器械每日小保养，每月大保养，保证器械功能良好 （3）器械室内物品定点定位，分工明确，检查精密仪器、贵重仪器的保养情况 （4）器械室内物品摆放整齐，无杂物 （5）器械柜消毒柜内外清洁、整齐，无灰尘
星期二	（1）检查各种消毒液更换情况，标签日期是否清楚 （2）检查带教老师的教学质量 （3）协助护士长负责低年资护士的培训

续　表

时间	工作内容
星期三	（1）房间物品规范摆放 （2）抢救车药品齐全，无杂物，标志清楚 （3）各手术间玻璃柜内排放整齐，物品分类摆放 （4）各种体位垫摆放整齐，无破损，无血污 （5）按质量标准检查各种培养 （6）按质量标准检查卫生员
星期四	检查无菌敷料室 （1）无菌敷料室内物品，器械，敷料摆放整齐，目录与物品相符，窗台不准乱放 （2）按顺序摆放，左放右取，灭菌日期有效 （3）室内保持清洁、整齐 （4）各种柜内外无尘，清洁明亮
星期五	检查有菌敷料室 （1）各柜内的物品摆放有序，无乱放乱塞 （2）各种小件制作符合标准，并保证供应 （3）室内卫生清洁、整齐，水池内无杂物 （4）各种敷料及纱布定点、定位摆放

三、巡回护士工作质量标准

1. 术前了解病情，进行术前访视，手术开始前能与患者有效沟通。

2. 7：30准时交班。

3. 交班完毕后及时到达指定的手术间。

4. 按照《接送患者核对单》的内容与接患者的工作人员共同逐项核对。

5. 做好手术器械、敷料、特殊用物、电刀、吸引器等术前准备。

6. 按照操作规范进行静脉穿刺，记录穿刺时间及操作者。

7. 与麻醉医师、术者三方共同对《手术安全核查表》上的项目逐项核查并签名。协助麻醉，根据手术要求安置手术体位，避免肢体受压及损伤。

8. 按照操作规范打开无菌器械台，供应无菌物品，协助医师正确穿手术衣。

9. 准确无误清点手术所需的器械、纱布、缝针等物品，任何物品不得遗留在患者体腔内，准确填写手术护理记录单并签名。

10. 与手术医师、麻醉医师再次共同核对《手术安全核查表》上的项目。

11. 手术进行中，巡回护士及时、主动供应术中用物，观察病情变化（生命体征、出血量、输液情况）、尿量变化、电外科使用状况、穿刺部位及受压部位皮肤状况，在不影响手术情况下，活动受压部位。

12. 不随意丢弃手术中的废弃物，保持手术间整洁。

13. 关闭体腔前、后及手术结束时应与器械护士仔细清点、核对手术用物，准确无误后做好双登双签工作。

14. 核对手术标本，送检并签名。

15. 擦净患者伤口周围血迹，妥善安置引流管，保护患者的安全，防止坠床。

16. 手术完毕后，除去负极板、体位枕，检查皮肤状况和输液状况，并与医师交班。

17. 护送患者出手术间，为患者穿好衣裤，盖好被子。

18. 全天手术完毕后，准备好第 2 天手术日的器械、敷料及体位用物。

19. 整理手术间，指导保洁员做好手术间的清洁工作。做到用物清洁、整齐、还原。物品缺失时应及时追查、寻找、补充，并归还非本手术间物品。

四、器械护士工作质量标准

1. 术前 1 天了解患者施行手术的名称及主刀医师对该手术的特殊要求，熟悉局部解剖和手术步骤。

2. 7∶30 准时交班。

3. 交班完毕后及时到达指定的手术间。

4. 手术开始前能与患者有效沟通。核对手术患者姓名、床号、住院号、手术名称、手术部位。

5. 晨间清洁。

6. 提前 10 分钟刷手。

7. 按要求进行外科手消毒、穿手术衣，戴无菌手套。

8. 按照操作规范铺置无菌器械台。

9. 术前和巡回护士共同清点纱布、纱布垫、器械、缝针、螺帽等数目及完整性。

10. 协助手术者做皮肤的消毒，铺置无菌单，严格遵守无菌操作原则。

11. 切开皮肤前，与手术组成员完成手术患者的术前复核程序，保证正确的患者、正确的手术、正确的部位。

12. 集中精力观察手术进展，迅速而准确地传递器械。

13. 用过的器械及时擦净，还原，不得放在患者身上。

14. 保留手术中切下的任何组织或标本。

15. 关闭体腔之前，与巡回护士共同清点纱布、纱布垫、器械、缝针、螺帽的数目及完整性，与术前完全一致时，才能告知医师关闭体腔。

16. 关闭体腔后、手术结束时，再次和巡回护士清点纱布、纱布垫、器械、缝针、螺帽等数目及完整性，与手术前完全一致时，患者才能离开手术间。

17. 擦净伤口周围血迹，协助包扎和引流管的固定。

18. 手术结束后，垃圾分类投放，不得随意丢在地上。

19. 离开手术间时应与巡回护士沟通，保证患者未离开手术间时有护士看护。

20. 将一般的器械和精密器械分类，一般器械与器械清洗人员清点后由器械室专人清洗，精密及特殊器械自行清洗、维护、还原、交班。

五、手术器械处理工作质量标准

1. 手术结束时，器械护士与器械清洗人员对点手术器械，核实数目及完整性。

2. 器械按卫生部《消毒技术规范》进行清洗、润滑、烘干。在放大镜下检查器械的清洗质量。

3. 选择符合要求的包布两块，铺置于清洁、干燥的打包台上。

4. 将整篮器械置于包布上进行分类整理，经两人核对无误后，将化学指示卡置于包的中心位置（注意：不直接接触金属）。

5. 打包要松紧适宜，注明器械包的名称、灭菌日期、失效日期及签名（双人核对，名称要准确，签名要清晰、可辨认）。若为急需器械，告知消毒员优先灭菌。

6. 消毒员在装锅时注明锅号及锅次。

7. 灭菌完成后，消毒员将器械分类放置于灭菌物品存放间。

8. 护士根据手术需要在灭菌物品存放间取用，取用时核对名称、失效期及包装状况。

六、手术标本管理工作质量标准

1. 术中取下的任何组织均应视为标本，器械护士应妥善保管，及时与医师沟通，确定标本性质。

2. 手术完毕，巡回护士根据标本大小，选择相应大小的标本袋或标本瓶，按要求封装。

3. 巡回护士协助手术医师脱下手术衣、手套后，与医师一同将标本携至标本室，袋或瓶内加入适量10%甲醛溶液固定标本。

4. 手术医师填好病理申请单、标本送检登记表，剪下申请单上号码夹于两层塑料袋之间或贴于标本瓶外。巡回护士与手术医师共同核对相关内容，确认无误后方可签名。

5. 巡回护士与标本管理人员再次逐项核对，确认无误，签名，并将标本放于标本柜相应位置，锁好。

6. 标本送检　每天 3 次。由标本管理人员（专人）将标本、病理申请单、标本送检登记表一并送至病理室，病理室核对并在标本送检登记表上签字确认。有病理室签收的标本送检登记表由手术部（室）存档。

7. 标本柜钥匙由标本管理人员专人保管，夜班和节假日由各值班组长负责保管，并做好交接班。交接班内容包括标本柜钥匙、标本名称、标本数量、患者例数、申请号及签名等情况，确认无误后方可签名，若发现问题及时反映。

七、术中无菌物品的工作质量标准

1. 一次性用物

（1）递送前检查名称，包装完好不漏气，无潮湿破损，在有效期内。

（2）开一次性用物外包装时，不得污染内层包装。

（3）投放物品时，不得跨越无菌区，可用无菌持物钳夹取，或器械护士直接拿取，注意外包装不可污染器械护士手套。

2. 无菌包内用物

（1）开包前检查名称，包布有无潮湿、松散、破损，是否在有效期内及指示胶带有无变色。

（2）符合要求则置于平整、清洁的双层器械台上。

（3）外层包布用手打开，内层包布用无菌持物钳打开。

（4）如整包器械均使用，可由器械护士直接取用。如须保留其他用物，则由巡回护士用无菌持物钳取用，余下用物，包好后还原，6 小时内有效。

3. 裸露灭菌的小件器械

（1）检查灭菌指示卡是否合格。

（2）用无菌持物钳取出置于无菌包布内包好或无菌容器内。

（3）投放于手术台上时，手或手臂不得跨越无菌区和（或）触及无菌台。

4. 液体类用物

（1）塑料瓶装溶液

1）检查并确认名称、剂量、容量、有效期，瓶塞无松动，瓶体、瓶底无裂隙，对光检查溶液无混浊、变色、絮状物。

2）拧开塑料瓶盖（不得污染盖内和出水口）标签对掌心，再次核对名称剂量后，一次性倒入无菌容器内。

3）注意倾倒时瓶口距离无菌容器 30cm 以上，不得跨越无菌区。

（2）安瓿药液

1）核对名称，剂量，对光检查无裂隙及混浊变性。

2）消毒瓶颈，无菌纱布包裹打开，再次核对，检查溶液内有无玻璃碎屑。

3）符合要求则由器械护士直接抽吸，注意不能跨越无菌区，空安瓿瓶核对后应保留放置，便于手术后核对。

5. 无菌容器内用物

（1）检查容器盖上名称、指示胶带变色情况、有效期等。

（2）左手揭盖并平移至一旁，检查容器内化学指示卡变色情况。符合要求后，右手持持物钳夹取所需物品。投放于无菌台上，不得跨越无菌区。

（3）用后立即盖好，物品一经取出，即使未用，也不得还回原容器内。

八、夜班（值班）护士工作质量标准

1. 手术间整齐清洁，手术床无血迹，地面无污渍及血渍，物品归位并摆放整齐，及时关闭电源、水源，节约开支。

2. 查房时能发现问题，解决问题，有失效的无菌物品应及时清理。

3. 及时更换外科手消毒所需的洗手液、消毒液及纸巾。

4. 积极主动与医师配合手术，无投诉。

5. 遇到重大事件或大规模抢救应及时与护士长或上级主管部门联系，妥善处理各项事宜。

6. 及时接听急诊电话，热情接待手术患者，合理调配值班护士参与配合手术，无护理缺陷发生。

7. 急诊备用物品及标本核对无误。

8. 根据手术状况正确选择、使用洁净手术室的运行模式。

9. 休息室清洁无杂物，床铺被褥叠放整齐。

10. 按规范要求书写交班、急诊登记本。

11. 遵守劳动纪律，按要求交接班。

九、接手术患者的质量标准

1. 检查推床是否完好，床单、枕头、盖被是否干净、整洁（根据季节准备棉被）。

2. 掌握患者基本情况，包括手术时间、病房、姓名、性别、年龄、手术名称及手术间。

3. 持"接送患者核对单"，推床至病房。

（1）与病房护士沟通，了解术前准备工作是否完成。

（2）取病历，查看病历内有无交叉配血检查及领血申请单。

4. 与病房护士对照"接送患者核对单"的内容，逐项核对无误后，将推床推至病床边。

（1）呼唤患者姓名、床号，向患者问好，嘱患者取下义齿、助听器、首饰、贵重物品，交家属或值班护士。

（2）特殊用物，如术中用药、X线片、CT片等，随患者一起带入手术部（室）。

5. 协助患者移至推床上，嘱患者躺好，盖好被子，固定好约束带，若为儿童、昏迷、老龄患者，则要特别注意安全（酌情让家属陪伴，危重患者有医师护送）。

6. 途中保证患者安全，推患者时，自己面对患者头部，如遇上坡、下坡一定要慢、稳，小心患者坠床。

7. 患者接至手术部（室），推进指定手术间。

（1）推床尽可能靠近手术床，固定推床后，协助患者移至手术床，嘱患者不要紧张，不要随意移动身体，以防坠床，必要时以约束带保护。

（2）按需要给予枕头和盖被。

（3）病历放于手术床头，其他用物放于手术间壁柜内。

（4）如是危重、昏迷和小儿患者，必须与值班护士交班后方可离开。

十、送手术患者的质量标准

1. 妥善固定好各种引流管并保持有效通畅，遮盖患者，与医师、麻醉师一起将患者抬至平车上，上好腹带，穿好病号服，盖好毛毯将平车护板上好。

2. 硬膜外麻醉患者需护士协助麻醉师拔除连续硬膜外导管，同时防止患者坠床。

3. 检查术中全身皮肤有无损伤（受压情况，负极部位，碘酒涂擦部位，并保持皮肤的清洁，无血迹分泌物）。

（1）局麻及无麻醉患者由巡回护士送回病房，其他麻醉患者待病情允许后，由麻醉师和巡回护士共同护送回病房。

（2）护送途中注意观察病情和各种管道通畅，防止管道脱落，同时注意给患者保暖，对神志不清患者加强安全防护。

（3）与病房护士共同将患者抬至病床上，注意观察病情，保护各种管道通畅及安全，并向病房护士交班，查看完全身皮肤情况后遮盖好患者。

（4）妥善安置患者后向病房护士床头交接

　1）患者的麻醉方式、术式。

　2）出入量，输血量，输液量，尿量，引流量。

　3）各种管道交班。

　4）各种物品交班，病志，腹带，X线片，血票。

（5）向患者家属进行术后护理指导，术后注意事项，禁食水，术后体位，导管、尿管固定要点等。

（6）整理物品，将手术室物品带回、如平车、轮椅、毛毯等物品。

十一、器械室工作质量标准

1. 保持器械室清洁、整齐，定期通风，消毒地面、器械清洗设备，清洗槽无污渍、血渍。

2. 提供每日平诊及急诊手术所需的器械。

3. 手术结束后，与护士清点手术器械，核对无误。

4. 按操作规程对手术器械进行清洗、烘干、上油、还原。

5. 定期进行器械保养，定期检查各类手术器械的性能，随时补充、更新。

6. 检查、引导手术器械的正确使用，禁止用手术器械从事非功能范围的工作。

7. 每日检查灭菌物品存放间内的器械、物品的无菌状态。

8. 整理器械柜，器械定位放置。柜内清洁，无积灰。

9. 严格执行借物制度，器械外借、归还有登记。

十二、供应护士工作质量标准

供应护士常规工作日程见表3-5。

表3-5　供应护士常规工作日程

时间	工作日程
8：00~8：30	（1）将充电后的骨科电钻电池送至无菌室，保证手术需要 （2）发送等离子消毒物品，脑外科电钻、双极电凝镊、骨科电钻配送至术间，保证使用 （3）检查添加洗手槽内软皂，保证使用
8：30~9：00	（1）巡视手术间，调整手术所需器械，根据器械数量和手术需要科学调配，满足需要 （2）开启酸化水生成机，检查是否有盐，生成是否正常，并作登记，酸化水pH及氯含量必须合格
9：00~11：00	（1）添加收费间柜内高值耗品基数，保证当日手术所需 （2）检查无菌室无菌物品效期，添加耗品基数，将环氧乙烷灭菌物品分类放置，无过期物品，环氧乙烷灭菌物品灭菌达标，保证手术需要 （3）检查补充缺少耗品，并作记录，补充及时，满足需要 （4）检查冰箱温度，并作记录。冰箱结霜时，注意及时除霜。检查冰箱内是否有足够的冰林格液，注意及时添加，冰箱温度在0~4℃，冰林格液10袋 （5）完成重点工作（每周、每月重点工作）
11：00~11：30	检查无菌室环氧乙烷封装灭菌物品基数，及时进行补充制作，保证气管套管、双套管、阻断管、阻断带、阻断绳、阻断钩、减压管、V插管（胰管）、取皮刀片、玻璃丝、输尿管导管钢丝、肝针、线锯等及时供应
11：30~12：00	（1）再次检查高值耗品，对急需物品进行补充，保证手术需要 （2）核对病理标本，保证留取标本及时送检，发现问题及时处理

续　表

时间	工作日程
12：00～13：00	午休
13：00～14：00	供应接台手术及急诊手术所需物品
14：00～15：30	准备次日手术用器械、布类敷料，推手术器械、敷料包至各手术间
15：30～16：00	（1）将次日手术需脑外科电钻、双极电凝镊、骨科电钻、LC电凝线、超声刀手柄及艾力克球备齐，送消毒，发现缺少时寻找，有故障时报修 （2）消毒员休息时，完成灭菌工作，保证灭菌物品供应及时
16：00～16：30	补充次日手术用器械、布类敷料至各手术间，推手术器械、敷料包至各手术间
16：30～16：45	检查登记急诊柜内缺少耗品并补充，保证急诊手术所需
16：45～17：00	检查登记收费间内高值耗品基数，做到心中有数，及时添加
17：00～17：30	（1）关闭酸化水生成机，确保安全关机、关门 （2）检查标本室有无填写不合格标本，如有不合格标本应立即登记，次日与医师联系，保证病理标本及时送检 （3）关闭快速灭菌器电源，保证安全关闭
17：30～18：00	（1）将新到的高值耗品放入库房，保证无遗漏 （2）将缺少的高值耗品备齐，备次日添加 （3）检查库房高值耗品基数，将缺少的耗品及时通知采购中心或商家，保证及时供货

十三、消毒护士工作质量标准

依据工作需要，消毒护士班分为两个班次，即上午班、下午班。

1. 上午班

（1）每日清洁全自动清洗机，检查添加酶清洗剂、润滑油，按流程打开清洗机，保持清洗机的洁净，操作符合流程要求。

（2）每日对预真空灭菌锅进行预真空试验，每周1次漏气试验，试验包规范结果达标。

（3）清点夜班手术器械，清洗打包，发现缺少器械及时查询，不宜使用器械及时更换，器械包内放器械卡、灭菌指示卡，包外贴指示胶带，注明名称、有效期，签名。

（4）清点各类清洁布类敷料，分类打包，包布无破损，包内放灭菌指示卡，包外贴指示胶带，注明有效期及名称，签名。

（5）清洁大小超声清洗机，按要求进行保养维护，保证正常使用。

（6）及时清收当日手术器械及特殊用物，电钻用后用除锈剂清洗干净，灭菌备用，用后电池及时充电，所有管腔管道冲洗干净。器械性能完好，满足手术需求。

（7）制作准备手术所需的花生米、纱条、小鱼、肾托、乳胶管、棉片、培养管、气管套管、刀片、笔、棉球等，保证手术使用。

（8）准备弹力绷带、绷带、平纱布、妇科纱条、大纱布、大纱垫、小开刀巾、静脉切开包针、缝合包针、腹腔镜针等，保证手术使用。

（9）封装环氧乙烷灭菌物品并及时灭菌，按要求填盖灭菌有效期，封口严密，灭菌物品合格达标。

（10）环氧乙烷灭菌间清洁、整齐。

（11）完成过氧化氢等离子灭菌物品的操作，封装正确，操作规范，灭菌效果达标，登记及时。

（12）定期检查耗材有效期，及时请领，保证正常使用。

（13）过期物品按要求重新打包、灭菌，准备次日手术所需的敷料、器械包，保证正常使用。

（14）做好实习进修生的带教工作，完成计划内容。

2. 下午班

（1）清点当日手术器械及特殊用物，按流程要求上机清洗、打包，发现缺少及时查询，损坏器械及时更换，电钻用后用除锈剂清洗干净灭菌备用，用后电池及时充电，所有管腔管道冲洗干净。器械包内放器械卡、灭菌指示卡，包外贴指示胶带，注明名称、有效期并签名，器械性能完好，满足手术需求。

（2）制作准备手术所需花生米、纱条、小鱼、肾托等，保证手术使用。

（3）准备弹力绷带、绷带、平纱布、妇科纱条、大纱布、大纱垫、小开刀巾及脑包针、静脉切开包针、缝合针、腹腔镜针等，保证手术使用。

（4）封装环氧乙烷灭菌物品并及时灭菌，按要求填盖灭菌有效期，封口严密，灭菌物品合格达标。

（5）环氧乙烷灭菌每日登记，灭菌间清洁、整齐。

（6）完成过氧化氢等离子灭菌物品的操作，封装规范，操作正确，灭菌效果达标，登记及时。

（7）定期检查耗材有效期，及时请领，保证正常使用。

（8）检查敷料损耗情况，及时添加，保证供应。

（9）清洁区紫外线消毒，每日1次，每次1小时，并登记，紫外线强度达标，灯管及时更换。

（10）每周五大扫除1次，保持环境的清洁、整齐。

十四、门厅人员工作质量标准

1. 和夜班护士清点钥匙并交接班，数量符合，有缺少及时追查。

2．检查借出物品归还情况及归还物品是否齐全，物品催还及时，有疑问及时查清。

3．整理护士站抽屉及台面，打开显示屏幕及音响设备，抽屉台面清洁整齐，显示屏运转正常，背景音乐轻柔舒畅。

4．做好钥匙发放前的准备工作，钥匙充足、够用、完好。

5．检查洗手衣、口罩、帽子、拖鞋是否到位及够用。发现问题及时沟通，保证供应。

6．按手术排班表，发放钥匙并登记，严格按要求控制进入手术间人员及参观人员数量，钥匙管理合理，人员控制有序。

7．做好内外工作联系，做好记录及传达工作，信息传递规范到位，不影响工作。

8．督促外出人员写离岗登记，外出离岗，无漏登、不登记现象。

9．每日督促卫生员清洗消毒拖鞋，备足急诊手术所需衣、裤、鞋、帽、口罩，不出现因供应不到位而影响工作。

10．接待门诊预约手术和急诊手术，通知备急诊人员安排，态度和蔼，通知及时。

十五、收费人员工作质量标准

1．整理收费间，保持清洁、整齐。

2．检查核实前一天门急诊患者费用落实情况，无漏费、错收。

3．统计前一天择期及急诊手术总数，并将择期手术排班表送交门口护士站，统计准确及时。

4．检查贵重高值耗材基数，并及时通知供应护士补足基数，保证手术间使用。

5．核对检查手术患者收费记录单，发现不符合或不当及时检查更正，高值耗材数量与记账、收费吻合，申请手术名称和实际手术方式一致。

6．及时完成当日所有住院手术患者收费工作，不发生患者已出院费用未收现象，确保不漏收、少收、多收、错收费用。

7．统计每日费用和每月费用累计，及时、准确。

8．每周检查1次备用物品，保证无过期。

9．妥善保管收费单，以备查对。

10．督查高值耗材按规定登记后发放，无漏登记现象。

十六、内职卫生员工作质量标准

1．工作质量标准

（1）所有手术间清洁、地面无尘、物品表面洁净。

（2）需回收洗涤的各种布类物品分类放置在专用洗衣袋内，放置在指定地点。

（3）污物及垃圾按要求打包，外送并有记录。

（4）入手术室人员登记，记录清洁、整齐、无误。

（5）洗手衣裤、拖鞋保管存放有序，确保供应。

（6）各种医用车定期擦拭，无污迹，功能完好。

2. 工作日程　依据手术部（室）环境区域特点，内置卫生员工作日程分为3个班次。

（1）卫生员1班（手术区）工作日程

6：30～7：30　对手术前手术间进行清洁擦拭。对清洁走廊进行清洁。

7：30～9：00　负责对术间外的交换车、轮椅进行整理和摆放。倾倒整理术中垃圾。

9：00～11：00　污物间、洗刷间等辅助用房的整理和清洁，术后手术间的终末处理。

11：00～12：30　术后手术间的终末处理。

12：30～14：00　午休。

14：00～15：30　完成周程工作。管辖区域卫生的维持，术后手术间的终末处理。

15：30～16：00　清洁走廊的擦拭，管辖区域环境的检查。

（2）卫生员2班（无菌区）工作日程

6：30～7：30　负责对洁静走廊进行清洁和擦拭，各个刷手间（池）的清洁以及外科刷手物品的准备。

7：30～9：00　负责无菌敷料间、一次性无菌物品存放间的清洁。

9：00～11：00　各个刷手间（池）的清洁维护以及外科刷手物品的添加。洁净区域辅助用房的清洁，如药品库、仪器室等。

11：00～12：30　洁净区域的环境维护。

12：30～14：00　午休。

14：00～15：30　完成周程工作。管辖区域卫生的维持。

15：30～16：00　洁净走廊的擦拭，管辖区域环境的检查。

（3）卫生员3班（生活区）工作日程

7：30～8：00　负责对大厅、男女更衣室、洗浴间进行清洁和擦拭。

8：00～9：00　对入手术室人员进行登记，发放拖鞋、洗手衣裤、更衣钥匙。

9：00～11：00　大厅、更衣室环境的维护，术后钥匙及衣物的回收，拖鞋的刷洗。

11：00～12：30　外出隔离衣、外出鞋的更换及清洁。

12：30～14：00　午休。

14：00～15：30　完成周程工作。管辖区域卫生的维持，拖鞋的刷洗。

15：30～16：30　大厅的擦拭，管辖区域环境的检查，夜班物品准备，交班。

工作周程：

星期一：各管辖区域走廊存放物品柜及车的清洁擦拭。

星期二：各管辖区辅助用房内物品的整理与清洁。

星期三：洁具室内物品的整理与清洁。

星期四：洗刷室、污物间内物品的整理与清洁。

星期五：手术间、走廊、辅助用房等区域的墙面及门的清洁。

星期六：完成手术间搬家式的周扫，清理回风网，排风口。

星期日：完成手术间搬家式的周扫，清理回风网，排风口。

第三节　洁净手术部（室）护理工作细则

一、巡回护士工作细则

1. 手术前一日

（1）术前访视：手术前一日到病房实施术前访视，了解病情及实验室检查结果、超声影像学检查结果、术前皮肤准备情况、血型等，针对患者实际情况，采用合适的语言与患者沟通，给予术前指导，对患者提出的问题，若不懂或不便回答，则应巧妙回避，不能不懂装懂，信口开河。具体访视方法如下：

1）认真填写访视单，除手术名称外的项目均应准确填写，注明手术日期、时间，访视者签名。

2）查阅病历，主要了解患者的一般情况、过敏试验结果、有无传染性疾病、手术方式、特殊要求等。

3）到床边看望患者，首先做自我介绍（我是手术部（室）护士×××，明天我将协助××教授完成您的手术……），说明来意后，与患者交流，重点强调以下几个问题：

①术前8小时不能进食，4小时禁饮。

②术前不能化妆、涂抹指甲油，以免影响术中病情观察。

③不能携带与手术无关的物品、首饰，避免丢失，甚至危及患者安全。

④了解有无其他疾病，如有义齿、隐形眼镜、助听器等，应告知患者于手术前取下，妥善保存。如有松动的牙齿，应告知麻醉医师。

⑤手术当日穿病患服，等待手术部（室）专人专车接至手术部（室）。

　4）注意医疗保护，与患者交流时只谈及手术部位，不提及手术性质。

　5）向手术医师了解手术中可能发生的特殊情况，以便术前做好充分的准备。

（2）术前准备

1）术前访视结束后，准备次日手术用物。

2）术前访视或有特殊情况，应告知护士长。

3）准备手术体位用品及各种手术仪器、设备。

4）准备好手术间内一切用物，准备迎接次日手术患者。

2. 手术当日

（1）晨交班后，在手术患者等候区问候患者，核对患者身份后，接患者至手术间。

（2）患者进入手术间后再次详细核对，并结合术前访视时患者提出的问题，给予解释、安慰、鼓励。按需求给予合适的盖被、枕头，尽可能使患者感到舒适。

手术前查对内容包括：

1）核对：姓名、床号、住院号、ID号、年龄、性别、科别、手术时间、手术台次、手术间号、手术名称、手术部位、禁食、禁饮、过敏史、血型。做到患者与识别腕带、病历、手术安排表、手术通知单一致。

2）检查患者：首饰、义齿、隐形眼镜、助听器等是否取下，是否更换病患服、皮肤完整性、特殊病史等。

3）检查病历：输血、手术及麻醉同意书、CT片、MRI片、术前用药、术中用药、皮试结果等。

4）检查环境：无影灯、温湿度、吸引装置、地面、净化开关等。

5）检查器械、仪器：备齐器械与物品、检测各种仪器。

6）检查体位物品。

以上查对应在短时间内完成。

（3）建立静脉输液通道，根据具体情况及手术部位，选择输液穿刺部位。根据医嘱合理应用术前抗生素，注意核对药物及过敏试验结果，并在临时医嘱的执行栏签全名。

（4）连接吸引装置，确认吸引通畅后，将吸引端放于患者头侧，方便麻醉医师随时使用。一般使用两个吸引器瓶，防止发生逆流。手术毕，待患者清醒、拔管、安全送出手术间后，才能关闭吸引器。

（5）与麻醉医师、术者共同核对患者后协助麻醉医师摆放麻醉体位，站于床旁，防止患者坠床。

（6）放置留置导尿管。

（7）征得麻醉医师同意后，安置手术体位。安置前再次核对手术部位，安置过程中，应动作轻柔，协调一致，防止发生组织损伤及直立性低血压等。

（8）调节无影灯至最佳位置。

（9）打开手术器械包、敷料包。

（10）与器械护士共同清点器械、纱布、缝针等各种手术用物，记录后让器械护士确认，并在关闭体腔前、关闭体腔后、手术完毕时再次清点（即2人4次清点）。

（11）协助手术医师穿手术衣，连接吸引器、仪器设备，根据手术种类及手术医师习惯，调节术中所需的仪器设备的功率。

（12）切开皮肤前，执行"time out"，即手术前的最后一次复核，并签名。

（13）清理污物桶。

（14）手术开始后，密切观察病情变化。患者体位是否舒适，肢体、神经、大血管是否受压，保持尿管、引流管、静脉输液通道等通畅，监督手术组人员正确执行无菌操作，发现有违反无菌原则者，应立即纠正。

（15）控制参观人员及人员流动，保持手术间空气质量。

（16）准确执行术中医嘱，做好"三查七对"。若为口头医嘱，则应与手术医师口头复述确认，并告知麻醉医师做好记录。

（17）保持手术间安静，术中可低声交谈，注意措词，但不能讨论手术步骤，不能谈及与手术无关的话题。手术开始后不得随意离开手术间。

（18）及时供应手术台上一次性物品，注意核查包装质量、有效期，在打开之前再次与主刀医师确认物品的名称、型号，特别是贵重耗材，使用后将产品的条形码贴于病历中的相应栏目，并记录在收费单上。

（19）截肢手术切下的肢体用一次性防水单或大型医用垃圾袋包裹，注明患者姓名、科室、床号、住院号，电话通知太平间工作人员，经专用通道由太平间工作人员取走。

（20）取出的内固定材料，用塑料袋包好，通过手术医师交给患者。

（21）完整、及时、正确、客观、有效填写各种护理记录单。术后放入病历。收费单填妥、核对后交护士站。

（22）准备盛装手术标本的容器，并与手术医师一同送标本，核对正确后，共同签名，交给标本管理人员核对处理。

（23）手术完毕，协助包扎伤口，整理患者衣、被，拆除电外科连线。患者拔管后，妥善放置各种引流管、输液管、导尿管，以防患者从手术台移至手术推床的过程中脱落。

（24）患者移至手术推床后，注意患者身体的任何部位不可超出推床边缘，拉起护栏，并将输液挂于手术推床的输液架上，调节好输液速度，协助麻醉医师、手术医师转运患者至苏醒室。

（25）与麻醉医师或手术医师共同确认患者所携带的物品、输血交叉配血单和护理记录单已夹入病历，并签字。

（26）为保证连台手术时间衔接恰当，巡回护士提前 20～30 分钟通知手术患者等待间的调度人员，让病房做好术前准备。

（27）在手术患者接送单上填写连台手术患者的基本信息，交给接患者的工人（由工人到手术间取），根据手术进展情况及时接患者。

（28）通知调度人员，安排清洁工人进行手术间处理，处理结束后，连台患者方可进入手术间。

（29）特殊感染、污染手术按有关规定对手术间及用物进行处理。

（30）手术进行中，如须调换巡回护士，须做好现场交班，并告知麻醉医师和手术医师。

（31）巡回护士交接应坚持"交不清不接，接不清不走"的原则。交接班内容：

1）手术进展情况，并核对患者姓名、床号、住院号、ID 号、手术名称、手术部位、血型、皮试结果等。

2）手术间内仪器使用及物品情况、患者携带的物品。

3）静脉通道及出入量，输液、血制品、尿量、冲洗量及有无使用药物等。

4）器械、敷料数目，手术器械（含完整性及特殊情况）、纱布、棉垫、缝针等。

5）各种引流管。

6）术中护理记录情况，手术护理记录单、物品清点单、收费单、标本等。

7）特殊用物及材料的使用与登记情况。

（32）术后还原用物、整理手术间

1）手术结束，及时通知保洁工人清洁手术间及手术体位用物。

2）整理手术间，按"手术间物品规范放置示意图"将各类物品归位。

3）检查各类仪器装置是否完好，体位用物干净、整齐入柜，更换被套，用过的止血带及时消毒、还原。

4）检查柜内物品的有效期、包装质量、数量，并适当补充，按日期先后放置。

5）做好仪器使用登记。

（33）若仪器、物品有损坏、丢失，应及时寻找，并与仪器修理人员联系，记录在"维修登记本"上，落实维修情况，报告护士长，确保下一班能正常使用。

二、洗手护士工作细则

1. 术前一日

（1）手术前一日，认真准备手术所需的器械、敷料、一次性用物、仪器设备，并检查其功能是否完好。发现问题应及时沟通，以免影响次日手术。

（2）了解患者情况，手术医师对手术的相关要求及其个人习惯，做到心中有数。特殊手术、新手术应参加术前讨论，充分了解手术步骤。

2. 手术当日

（1）进手术间后，面带微笑，先与患者沟通，询问需求，并安慰患者。

（2）再次查阅病历，了解病情及手术步骤，如遇特殊情况，及时做好补救工作。

（3）做好手术间晨间清洁，再次检查手术物品是否备齐，根据手术情况，决定开包时间。

（4）按步骤打开敷料包。检查敷料包是否正确、有效，指示卡变色是否达到灭菌要求。

（5）打开无菌器械包。按开无菌敷料包的方法，打开无菌器械包，然后根据手术需要投放一次性用品、特殊小件器械等。

（6）提前 15 分钟刷手，穿手术衣，戴无菌手套。

（7）根据各专科手术要求，整理无菌台，检查器械物品，与巡回护士共同清点器械、纱布、纱布垫、缝针、螺帽、一次性用品等，巡回护士记录后，最后核对、确认。

（8）协助第一助手消毒、铺巾。

（9）选择合适位置固定吸引器管、电刀笔及其连线等，防止打折、受压、扭曲。

（10）切开皮肤前，与手术组成员一起执行"time out"，即手术前的最后一次复核。

（11）核实巡回护士是否已清理手术污物桶。

（12）手术进行中，应密切注意手术进展，迅速、准确传递手术器械及所需物品，引导手术医师正确使用手术器械、缝针、引流用物。

（13）严格执行无菌技术操作，保持手术台面及手术区干燥、整洁，及时回收线头及手术台上的垃圾于无菌垃圾袋内。

（14）妥善保管标本组织，防止遗失。

（15）在关闭体腔前、关闭体腔后、手术结束时再次与巡回护士共同清点器械、纱布、缝针等各种手术用物（即完成 2 人 4 次清点）。

（16）术毕，及时清理手术器械及用物，防止遗留、丢失。

1）患者清醒拔管后，将用过的吸引管、吸引瓶、引流袋密闭放入医用垃圾袋，由保洁工人统一处理。

2）计量后方可放尿液，并告知麻醉医师做好记录。

3）将电刀笔擦拭干净，盘好连线送低温灭菌。

4）取下手术灯柄，清洗并打包。

5）用过的纱布、棉垫投入医用垃圾袋内。刀片、缝针、注射器针头等锐器投入锐器盒内。

6）布类敷料投于布类敷料袋内。

（17）协助巡回护士整理手术间用物，归还借用物品。

（18）原则上，器械护士手术中途不交班。有特殊情况，需要交班时，应交接清楚以下内容：

1）按器械清点记录项目，要求逐一清点。

2）手术台上药品、溶液名称。

3）特殊器械、仪器的数量、使用情况。

4）器械、物品的来源及归位情况。

5）冲洗量、出血量及耗材的使用情况。

3. 相关要求

（1）手术开始和结束时，应检查每件器械的完整性及其功能，若有螺帽或器械关节松动，应及时拧紧和更换。

（2）在使用手术器械的过程中，若发现功能不佳，应做标记，以便术后及时更换，以免影响下次手术。

（3）用血管吻合针时，只能夹一扣，防止力量过大，夹断缝针。

（4）当使用的纱布数量过多时，可将 10 块纱布一起点数，装入无菌袋内，在袋外注明数量，以便清点。

三、器械室护士工作细则

1. 整理、清洁器械室，为一天的工作做好准备。

（1）整理器械室，每日以 500mg/L 含氯消毒液和清水分别擦拭物体表面 1 次，拖地 3 次。检查、更换锐器盒。

（2）更换浸泡氧气湿化瓶和止血带的含氯消毒液（浓度为 500mg/L）。

（3）准备手术器械包所需的各种敷料，并检查是否符合要求。

2. 检查、整理急救物品、无菌包、清点器械包数目

（1）检查急救器械包是否在有效期内，包装是否符合要求。检查手电筒是否明亮。

（2）检查所有无菌物品的包装及有效期，并按有效期的先后分类放置，

同时清点无菌器械包数目。

3. 接收、核实手术器械

（1）接收骨科外来器械，确认使用该器械的手术医师和手术患者，检查器械清洗质量，使其达到标准，并打包、注明。

（2）接收手术部（室）内部器械。接收手术完毕后的手术器械，与器械护士对点，并与前一日送出的物品清点单和手术安排表核对，确保物品无遗失。

4. 负责手术器械的发放工作

（1）安排次日手术器械及其他用物。

（2）调配当日手术所需特殊器械。

（3）根据手术护士申请和物品的库存情况，发放无菌器械。

（4）记录器械发放、归还情况。

5. 其他工作

（1）指导器械室人员准备各种特殊敷料及特殊器械，并对器械清洗质量进行督导。

（2）负责器械维护与保养。

（3）加强沟通，根据手术方式的变化，调整器械包的内容，满足手术需求。

（4）及时告知手术部（室）每一位护士，器械室对各种器械包所做的任何调整，以便清点。

四、夜班（值班）护士工作细则

1. 除值业务班外，夜班（值班）护士兼值保卫班，应坚守岗位，履行职责，不可私自换班、替班，严禁脱班。应确保值班电话通畅。大门随时加锁，出入使用电铃或传唤器。遇到重大问题时，及时向上级、保卫处或医院总值班报告。

2. 做好一次性无菌物品室、器械室的特殊物品及手术标本的交接工作。

3. 独立完成急诊手术及抢救工作。接到住院急诊手术电话通知后，20分钟接患者；接到门诊急诊手术电话通知后，应了解患者的基本情况，并立即通知相关科室手术医师、麻醉医师，并做好各项准备。

4. 接上一班未完成的工作，做好巡回护士、器械护士交接班。

5. 负责检查各手术间门窗、水电、中心吸引、中心供气的关闭情况。罐装气体应标志明显、定位放置，并及时清点消防器材，以确保安全。

6. 负责手术部（室）空气消毒，督促值班卫生员做好室内清洁卫生工作，包括走廊，男、女更衣室，办公室，值班室，厕所。

7. 下班前负责补充刷手用物、热盐水，撤出已开包而未用完的无菌物品，清洁、整理值班房及办公区。督促工人按时接患者。

8．填写值班日志，统计手术数量。

五、一次性用物室护士工作细则

1．清洁、整理一次性敷料室　每日清洁物体表面 1 次，拖地 3 次。

2．检查、整理、补充无菌物品

（1）检查灭菌敷料包是否过期，包装是否完好，数量是否足够，按灭菌日期先后顺序放置，发现问题应及时纠正，并报告护士长。

（2）检查 1 次性无菌物品包装、有效期及数量，特别注意检查过期日期，每月彻底检查 1 次。补充物品时，应补充同一批号的物品，在上一批号未用完前，不可打开新批号物品的大包装。

（3）检查、整理冰箱、冰柜

1）检查冰箱内药品有无过期。

2）检查冰箱内温度是否达到要求（6～8℃）。

3）补充冰箱内的常规物品，始终保持基数。

4）检查无菌冰和非无菌冰的储备情况。

5）检查用过的须保存 24 小时的血袋是否交输血科。

（4）制定领用计划。根据手术需要与库存情况，制定各种物品的领用计划，避免断货或过期。

3．清点、接收、登记、核实一次性物品

（1）每晨清点一次性贵重耗材的库存数量，与使用量核对，确定有无遗漏，出现数量不符，应及时查找。

（2）根据计划，接收一次性用物时应注意核对名称、数量、有效期、包装质量，并做好登记工作。

（3）下班前，补充特殊贵重耗材至基数，与夜班清点、交班、签名。

4．负责每日浸泡止血带、更换氧气湿化瓶消毒液。

5．负责核实、录入手术收费单

（1）认真学习当地物价行政部门有关手术收费标准的规定，理解其内涵，杜绝不合理收费。

（2）根据手术安排，核对手术收费单，避免漏收费。

（3）发现问题，应在晨会提出并告知大家。

6．正确统计手术量及手术感染率，报相关部门以供参考。

第四章　洁净手术部（室）常规管理制度

根据卫生部的有关规定，为了让患者能够得到全面、高质量、高水平的护理，手术部（室）应在护理部的直接领导下建立完善的、科学的管理制度及工作质量检查标准，明确指引护理人员按章执行，以减少人为的差异，保障患者安全。

第一节　手术部（室）工作制度

一、一般工作及管理制度

1. 凡在手术室工作人员，必须遵守无菌原则，严格执行无菌操作，进入手术室必须更换衣、裤、鞋、帽及口罩。

2. 手术室必须清洁、整齐、肃静、严肃，每台手术结束后常规清扫、消毒手术间，每周彻底清扫卫生 1 次，保持手术室清洁、无灰尘。手术室每月对空气、医务人员的手及无菌器械、敷料等进行生物监测并记录存档。

3. 手术室一切设备、仪器、器械敷料包、麻醉剂、手术床、药品等，必须定点、定位放置。急救药品、器械等要每天检查保证随时可用，一般药品、器械等，要随时补充基数与保养。剧毒、麻药应有明显标志，专人管理。

4. 手术科室，按手术日前一天 10 点以前将手术通知单送往手术室，手术排定后一般不得任意增减手术，因故必须更改者提前与护士长联系。

5. 急诊手术由医师电话通知，同时送手术通知单，以免发生差错。值班人员不得擅自离岗，随时做好接应手术准备。

6. 无菌手术与有菌手术分室进行，先做无菌手术，后做有菌手术。为减少感染，除参加手术人员外，其他人一律不得进入手术室内，患有上呼吸道感染、面部化脓性病灶者，不得进入手术室。

7. 接患者时，要查对科别、床号、姓名、性别、诊断、手术名称、用药等，以免接错患者。

8. 手术时间为手术开始时间，凡参加手术人员必须在手术前 20 ~ 30 分钟到手术室做好准备。

9. 参加手术人员应严格按外科刷手规则进行刷手，穿无菌手术衣。

10. 手术中，各级医务人员要严肃、认真、密切配合，不得在手术中议论与手术无关的事或谈论家常、说笑等，要注意保护医疗制。

11. 患者在手术结束后，由麻醉师、护士护送患者至病房并详细交代病情及注意事项。

12. 手术后用过器械、敷料等，要及时清洁，刷洗和消毒灭菌，然后按原数交器械室，特殊感染要特殊处理，必要时暂停手术，全面消毒。

13. 手术取下的病理标本严格执行标本查对制度及登记制度，严防标本丢失。

14. 手术结束后，负责医师要对施行手术的患者作详细登记，护士长按月统计上报病案室。

15. 手术器械、物品等，不得外借，特殊情况须经医务科批准。

16. 损坏各种仪器、器械要及时报告护士长，按赔偿制度执行。

二、门厅管理制度

手术部（室）是为患者实施手术治疗、手术诊断和手术抢救的特殊工作场所。手术部（室）为医疗工作重地，非工作人员不得入内。手术部（室）门厅管理制度是为了保证安全有序的医疗环境，保证患者的安全。

1. 医务人员

（1）医务人员根据手术通知单的人员姓名安排进入手术室。

（2）连台手术的医务人员，待患者接入手术室后方可进入手术室。

（3）医务人员在门禁处须出示工作牌，领取衣、鞋柜钥匙、口罩和帽子及洗手衣裤。

（4）医务人员着装规范进入手术室，请勿将贵重物品留在更衣室。

（5）手术室内禁止私自拍照、摄像，如需留下影像资料，请出示医教部门证明。

（6）临时需要外出的人员，需穿上外出衣、更换外出鞋。

（7）离开手术室时，医务人员需在门禁处退还衣、鞋柜钥匙，领取工作牌。

2. 技术人员

（1）院外技术人员需办理医院相关手续，在手术室门厅处登记。

（2）仪器设备维修保养须提前预约，经科室负责人允许后方可进入。

（3）新仪器设备的使用培训人员，须出示设备部门与医教部门的证明。

3. 参观人员

（1）院外参观人员须经医务部门批准，并与手术室联系后方可进入手术室参观。

（2）参观人员在门厅处持参观证明，凭有效证件更换参观牌。

（3）每个手术间参观人数控制在 2～3 人。

（4）参观人员着装规范，佩戴参观证，不议论患者病情，不说与手术无关的话。

（5）参观人员禁止私自拍照、摄像，如需留下影像资料，请出示医教部门手续。

（6）参观人员在手术间内服从手术室工作人员管理，保持与无菌区域一定距离（≥30cm）。

（7）急诊手术、特殊手术禁止参观。

（8）患者家属及亲友谢绝参观。

三、参观制度

1. 手术室参观人员，必须按医院规定办理手续后，提前与护士长联系，同意后方可入内。

2. 进修人员、实习、见习生参观手术时，必须在手术通知单上注明参观人数，一般不超过 4 人（40m² 手术间少于 4 人，60m² 手术间少于 6 人）。

3. 参观者按进入手术室要求，更换衣帽，头发不外露，参观手术时远离无菌区 1 尺，踩脚凳用完后放还原处。

4. 参观人员必须严格遵守手术室各项规章制度及无菌原则。

5. 参观人员应在指定手术间参观，不得随意乱串手术间，减少污染。

6. 实习生必须由带教老师指导下熟悉并符合入手术室要求和路线后方可入内。

7. 不准外来人员进入手术室进行各种操作（包括调离人员）。

8. 急诊和感染手术谢绝参观。

9. 参观人员的贵重物品应自己妥善保管，进入手术室关闭手机（调振动）。

四、值班、交接班制度

值班、交接班制度是护理人员工作实践中要执行的重要制度之一。

1. 值班人员必须坚守岗位，履行职责，应严格遵照医嘱和护士长安排，保证各项治疗、护理工作准确、及时地进行。

2. 值班人员要有高度责任心，要确切掌握患者的病情变化及一切处置，日夜均写护士交班本。

3. 值班者必须在交班前完成本班的各项工作。下班前写好交班报告及各项护理记录，处理好用过的物品，如有特殊情况必须做详细交班。

4. 每班必须按时交接班，交班者应给下一班作好必需用品的准备，以减少接班人的忙乱，接班者提前 15 分钟到岗，在接班者未接清楚之前交接班者不得离开岗位。

5. 交班时，器械护士和巡回护士应依照手术护理记录单清点的内容逐次交接清楚。

6. 接班时发现病情、治疗、物品等不清立即查问。接班时发现的问题应由交班者负责，接班后发现的问题，应由接班者负责。

7. 手术中交接班双方交接后分别在护理记录单上签字。

注：为加强各班职责，减少交接班时的忙乱，要求做到：

（1）工作职责不完成不交接。

（2）重病人病情交代不清、护理不周不交接。

（3）为下一班准备工作不全不交接。

（4）物品、器械数目不清不交接。

（5）着装不整齐、工作环境不整洁不交接。

五、抢救制度

1. 配备两位器械护士（即主台与副台）分工

（1）主台与副台同时与台下护士清点物品，主台与台下读数，副台默读，须主、副两人对台上物品均心中有数。

（2）术中添加物品时应通过主台护士清点。

（3）术中、术后物品清点应由主台护士与台下护士清点。

（4）主台护士应坚持至手术结束。

（5）直至手术完全结束送走患者后方可清洗器械和倾倒纱布桶。

2. 配备两位巡回护士（甲、乙）的分工

（1）护士甲：通知单排名第一位。

1）负责术前的手术间准备，抢救物品及各种设备的性能完好。

2）负责术前、术中、术后物品的清点。

3）负责整个手术过程中物品供应、添加工作，并登记。

4）密切观察整个手术进展情况以备手术所需。

5）密切观察整个手术进展情况及时与护士长联系（如增加台上护士或增加台下护士）。

6）有统筹指挥和抢救的思想意识及时合理安排其他抢救人员工作。

7）甲护士应不离开手术间。

8）负责切口的固定与血迹的擦洗。

（2）护士乙：通知单排名第二。

1）负责手术前访视和术晨的心理护理，对各别患者可同甲参加术前讨论。

2）术晨接患者，病情交接，物品的交接。

3）负责静脉通路、输液、输血、导尿、引流管、胃管的通畅等病情交接。

4）负责取血，联系家属送病理及培养，联系会诊。

5）负责抢救记录。

6）送患者，并进行病情、皮肤、物品的交班。

（3）注意事项

1）在各行其责的原则上相互合作，由甲护士分工合理安排人员配备工作。

2）应有及时报告和呼救意识，以备抢救人员充足。

3）各项工作应有条不紊，登记和记录字迹清楚，减少涂改，有签字。

4）术中物品添加应由始至终，包括术后物品的添加。

5）体位应由两人协同，甲护士有技术指导责任。

（4）收费应术后两人共同协商补充。

（5）手术间两人共同整理（术后）。

（6）当其中一人不在时，另一人应承担其工作（但甲护士应减少出手术间）。

3. 配备 3 位巡回护士（甲、乙、丙）

甲：同护士甲。

乙：同护士乙①、②、③、⑥。

丙：同护士乙④，并听从甲护士的指令，负责联系工作（护士长和总责），抢救记录和配合工作（外勤工作）。

注意事项：

（1）甲乙护士应减少出手术间，应由外勤负责联系工作。

（2）甲为主导，乙为辅助，丙为外勤，听从甲、乙指令。

（3）3 人应有配合精神，相互默契。

（4）其他同二人抢救方案。

4. 配备 5 位以上护士（甲、乙、丙、丁、戊）分工（图 4-1）

甲：同前。

乙：同护士乙①、②、③、⑥。

丙：同护士乙④并听从甲护士的指令，负责联系工作（护士长和总责），抢救记录和配合工作。

丁：一般为总责护士或护士长。

（1）负责统筹安排抢救工作。

（2）一般由总责护士和护士长担任（或高年资有经验的护士）。

（3）合理配备人员，总揽大局处理疑难。

（4）负责记录抢救过程。

戊：外勤。

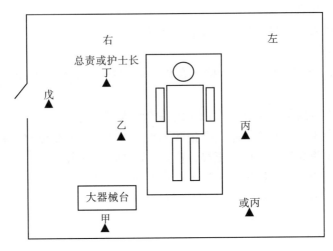

图 4-1　五人抢救护理人员示意图

六、择期手术预约制度

手术部（室）的资源使用影响着医院的经济和社会效益。因此，应保证通畅、有序的手术预约管理制度，便于手术的顺利开展，手术资源的合理使用。

择期手术的预约形式有两种：联网预约、手术通知单预约。

1. 手术科室于术前 1 日上午 10 点前，将手术通知单有关内容逐项输入所在科室的电脑终端。手术部（室）上午 10 点后，从电脑上统一提取各科室预约手术资料，并进行手术准备和手术安排。手术科室可从网络上浏览手术安排详情。无联网时可将手术通知单于术前 1 日上午 10 点前直接送到手术部（室）。

2. 手术科室应认真、详细填写（输入）手术通知单，并由科主任审签，以确保手术安全。

3. 各手术科室的手术日及手术间相对固定，原则上，各科室按各科固定手术日及手术间安排手术，手术多时安排连台手术。

4. 特殊感染、特殊病情、特殊要求或需特殊器械的手术，应在手术通知单备注栏内注明。

5. 手术部（室）在安排手术时，应尽量满足科室要求，统筹兼顾。临时变更手术时间，必须事先与科室联系。

6. 手术部（室）每日将手术具体安排情况，包括手术间号、患者姓名、性别、住院号、科室、术前诊断、手术名称、手术时间等资料打印成一览表，供手术人员浏览及核对。

七、财产管理制度

1. 医疗器械、布类敷料、药品专人保管，定期请领，送修报损。

2. 每年编制计划送临床工程科、采购中心、护理部。

3. 账目清楚，敷料器械每年彻底清点1次。

4. 一次性耗材每月清点1次。

5. 万元仪器每次使用后登记，发现问题及时上报临床工程科。

八、抢救药品及急救器材管理制度

1. 急救药品及急救器材做到定点、定位、定量放置。

2. 每班严格交接，无过期，无失效。

3. 各种抢救物品、器械，保证性能良好，以备应急使用。

4. 护士长不定期检查急救物品使用情况，并做好检查记录。

九、贵重仪器保管制度

1. 手术室所属贵重仪器及精密仪器有专人保管，并设使用登记本。

2. 成套贵重仪器必须有照片说明书和基数，账物符合。

3. 贵重仪器、精密器械分开放置加锁保管。

4. 使用贵重仪器时，领取者要登记签字，用后如数归还并注明仪器性能是否完整等，归还者与保管者同时验收签字。

5. 显微镜等，使用前有技术员装试调距，用后有技术员验收放回原处。

6. 眼科精密仪器，显微刀剪、持针器、镊子等，每次用完后必须清点基数。

7. 贵重仪器、精密器械，每次用后必须刷洗、消毒、保养后放置固定位置，每月第1周进行彻底保养、清点1次。

8. 贵重仪器因责任损坏者，除酌情赔偿外，扣发奖金。

9. 护士长与保管员，每半年清点贵重仪器，如机械缘故不能使用，要立即报告有关部门维修，并建立维修登记本。

十、消毒供应室工作制度

1. 根据各科室使用情况配置各种物品，定期调整其基数，保证临床需要，减少无效储备。临时借用物品应办理借物手续，用后及时归还。

2. 每日按要求下收下送，回收与下发的物品种类及数目相符，保证无菌物品的供应。

3. 严格执行三区（污染区、清洁区、无菌区）的工作流程要求及操作规程。

4. 各种器械、敷料、治疗包等选择合适的包装材料包装和灭菌。

5. 无菌物品应标明品名、灭菌日期、失效日期及责任人签名。已灭菌物品如有污染或外观不合格或超过有效期，必须重新处理后灭菌。

6. 消毒员持证上岗。严格按规范要求进行定期维护和保养灭菌。

7. 一次性医疗用品按月做计划上报，认真做好其发放和库管工作，做到合理储存、计划发放、保证安全。

8. 建立各专科物品基数账目及请领、发放、报损制度，定期清点核对。

9. 定期征求临床科室对供应室工作的意见，及时完善工作规程。

10. 建立停电、停水、停气及灭菌器出现故障时的应急预案，完善突发事件处理流程。

十一、无菌敷料室工作制度

1. 进入无菌敷料室戴好口罩、帽子。

2. 每日清洁擦拭 2 次，早 7∶30、晚 16∶30。

3. 每月第 1 周做细菌培养 1 次。

4. 每日晨 7∶30 ~ 8∶00 器械室护士及敷料室工作人员分别检查物品及器械消毒有效日期，有效期为 1 周。

5. 物品摆放整齐，定点定位，左放右取。

十二、控制感染管理制度

1. 手术室入口设过渡清洁区，手术室拖鞋与私人鞋、外出鞋应分别存放。

2. 进入手术室人员必须换鞋、更衣，戴好帽子、口罩，外出时更换外出衣及外出鞋。严格控制参观人数。参观者不可任意进入其他手术间。

3. 手术间每月做细菌培养监测。

4. 手术所用器械高压灭菌。

5. 破伤风、气性坏疽等感染手术应在感染手术间进行，术后进行严格消毒处理。

6. 凡手术中切除的坏死组织、污染物等应立即从污物通道送出手术间。

7. 一切清洁工作均应湿式清扫。

十三、手术中无菌技术制度

1. 手术中穿好手术衣，戴好手套后，不可任意走动或离开手术间。

2. 手术人员腰以下、肩以上部位为有菌区，手术车平面以下为有菌区，故手术器械、敷料、针线等不可低于该平面，如违反上述原则，必须重新灭菌。

3. 器械护士不得从术者身后或头顶传递器械，必要时可在术者臂下传递，但不得低于手术台边缘。

4. 已取出的物品，即使未被污染，也不可放回原容器中。

5. 手术开始后，手术车上任何器械和物品，均不能给其他手术使用，严防交叉感染。

6. 皮肤切开前及缝合前、后要用75%酒精棉球消毒切口周围皮肤。

7. 切开污染脏器前，用纱布垫保护周围组织，以防污染手术野。

8. 术中被污染的器械，如接触消化道、呼吸道等黏膜的刀、剪、镊、持针器等应放入弯盘内，不可再使用。

9. 手术人员如手套破损、手术衣浸湿应立即更换。

10. 手术车、器械盘浸湿后，立即加铺两层以上无菌巾，以防污染。

11. 手术人员交换位置时，应先退后一步，两手抱在胸前，转身背靠背进行。

12. 术中更换手术衣时，应先脱手术衣、后脱手套。

十四、差错事故登记报告制度

1. 各科室建立差错、事故登记本。

2. 发生差错、事故后，要积极采取补救措施，以减少或消除由于差错、事故造成的不良后果。

3. 当事人要立即向护士长汇报，护士长逐级上报发生差错或事故的经过、原因、后果，并登记。

4. 发生严重差错或事故的各种有关记录、检查报告及造成事故的药品、器械等均应妥善保管，不得擅自涂改、销毁，以备鉴定。

5. 差错、事故发生后，按其性质与情节，分别组织本科室护理人员进行讨论，以提高认识，吸取教训，改进工作，并确定事故性质，提出处理意见。

6. 发生差错、事故的单位或个人，如不按规定报告，有意隐瞒，事后经领导或他人发现，须按情节轻重给予严肃处理。

7. 护理部定期组织有关人员分析差错、事故发生的原因，并提出防范措施。

十五、影像资料采集制度

手术室是医院内一个集中开展医疗治疗的平台科室。在手术室内各项操作涉及患者的合法权利，手术室内影像资料采集必须保护患者的合法权利。

1. 为保护患者的权利，保障医疗和护理安全，手术室有责任对带入手术室的照相（摄像）器材进行管理。

2. 手术影像资料实行主刀医师负责制，主刀医师允许带相机进手术室，如果因影像资料造成的不良后果，由主刀医师负责。

3. 总住院医师、进修生、研究生、实习生一律不允许带照相器材进入手术室。

4. 手术间巡回护士加强管理，不允许擅自使用照相器材（含手机）在手术室内进行拍摄。

5. 院内新手术、特大手术的手术照相、录像或手术演示现场转播，手术科室需持医院医教部门批准的申请提前告知手术室，由医院宣传部门负责相关影像资料的采集。

6. 新闻媒体需进入手术室采集拍摄，必须持有医院医教部门的介绍信，经科室负责人同意后，方可进入手术室拍摄，拍摄时注意保护患者隐私。

7. 如有违反以上规定，强行带照相器材进手术室者，立即上报医院医教部门和保卫部门，并按医院的相关规定处理。

十六、手术物品清点制度

1. 手术开始前，器械护士应对所有器械及敷料做全面整理，做到定位放置、有条不紊；与巡回护士共同清晰出声清点器械（注意器械的螺丝钉等）、敷料等物品数目，巡回护士将数字准确记录在手术护理记录单上；术中临时增加的器械或敷料，应及时补记；在关闭体腔或深部创口前，巡回护士、器械护士应再次清点，并与术前登记的数字核对并签名；缝合至皮下时，再清点1次。

2. 清点物品前，巡回护士应将随患者带入手术间的创口敷料、绷带以及消毒手术区的纱布、纱球彻底清理，于手术开始前全部送出手术间。

3. 器械护士应及时收回术中使用过的器械，收回结扎、缝扎线的残端；医师不应自行拿取器械，暂不用的物品应及时交还器械护士，不得乱丢或堆在手术区。

4. 深部手术填入纱布、纱垫或留置止血钳时，术者应及时报告助手和器械护士，防止遗漏，以便清点。若做深部脓肿或多发脓肿切开引流，创口内填入的纱布、引流物，应将其种类、数量记录于手术护理记录单上，术毕手术医师再将其记录于手术记录内，取出时应与记录单数目相符。

5. 体腔或深部组织手术时，宜选用显影纱布、纱垫；凡胸腔、腹腔内所用纱垫，必须留有长带，将带尾端放在创口外，防止敷料遗留在体内。

6. 器械护士应思想集中，及时、准确提供手术所需物品。

7. 凡手术台上掉下的器械、敷料等物品，均应及时拣起，放在固定地方，未经巡回护士允许，任何人不得拿出室外。

8. 麻醉医师和其他人员不可向器械护士要纱布、纱垫等物品；麻醉医师穿刺置管用敷料不可与手术用纱布、纱垫雷同，以免混淆。

9. 手术台上已清点的纱布、纱垫一律不得剪开使用。

10. 术中送冷冻标本确需用纱布包裹时，器械护士交巡回护士登记后再送走。

11. 术中因各种原因扩大手术范围时，要及时整理清点物品，并按规定清点、登记、核对。

12. 缝针用后及时别在针板上，断针要保存完整。掉在地上的缝针，巡回护士要妥善保存。

13. 开展大手术、危重手术和新手术时，手术护士应坚持到底，不得中途换人进餐或从事其他工作。特殊情况确需换人时，交接人员应当面交清器械、敷料等物品的数目，共同签名，否则不得交接班。

14. 手术结束关闭胸、腹腔及深部创口前后，除手术医师应清查外，巡回护士及器械护士必须清点核对手术所用器械、敷料、缝针等数目，准确无误后方可缝合，如有疑问，必须检查伤口，必要时用 X 线协助查找，并记录备案。

十七、手术室人员工作联络制度

手术室工作中的应急性，需要工作人员在遇到紧急情况或特殊情况时，立即赶赴科室，增加人力，确保患者安全。各级工作人员联络通畅才能确保信息在第一时间的传达。

1. 手术室建立科室工作人员的通讯录，并定期修改。手术室建立联系专册登记实习学生、进修生等的联系方式。

2. 手术室内工作人员因工作原因，须在科室内留下两种有效的联系方式。

3. 各类二线人员和机动人员当班时间必须保持通讯通畅。

4. 工作人员更换号码必须在 24 小时内及时告知科室管理人员。

5. 值班护士长必须保持通讯通畅，更换号码必须在 24 小时内及时告知中心调度室其他管理人员，并及时汇报护理部和院办。

6. 重大灾难事件造成通讯中断，手术室护士应主动与科室保持联系。

7. 手术室内联系方式仅用于工作联系，未经本人许可，任何人不得向陌生人透露本室工作人员的联系方式。

8. 手术室各级各类人员保持通讯通畅，因通讯不畅造成后果，按医院相关管理制度处理，未造成后果，按科室缺陷管理处理。

十八、清洁卫生制度

1. 卫生员负责手术室全部卫生工作。

2. 各区域卫生员应按照工作职责，按月、周程清扫。

3. 严格按照消毒隔离制度和清洁制度进行各区域的保洁。

4. 手术后的房间卫生由指定卫生员负责终末处理，巡回护士负责检查，器械、敷料由器械护士负责清理。

5. 洗手池应在使用后立即清扫，地面应保持干燥。

6. 洗浴间每日清扫两次，无杂物，卫生间保持清洁。

7. 污物间、刷洗室每日清扫两次，水池、地面保持清洁整齐。

8. 周六、周日由卫生员负责大清扫，刷洗地面。

9. 房间负责人每周对手术间内的物品进行彻底清洁，并由总责或护士长检查。

十九、进修实习带教制度

1. 保持手术室肃静、整洁，工作认真负责。

2. 遵守手术各项管理规定和技术操作规程，虚心听取手术室工作人员的指导意见。

3. 遵守手术时间，准时到达指定手术间进行术前准备。

4. 严禁在手术间污物桶（盆）内丢弃纱布、纱垫或其他点数物品，以免混淆清点的数目。

5. 未经允许，不得随意触摸手术室器械、设备及物品。

6. 参观手术时，距手术人员应超过30cm。不得在室内，尤其是器械台旁随意走动，不得进入非参观手术间。不在限制区内看书、闲聊或从事与手术无关的工作。

7. 由一名护士长分管进修、实习带教工作。

8. 带教老师或护士长负责入室第一天的环境制度介绍及基本操作示范练习。

9. 带教老师必须严格按照进修实习计划和流程安排带教学习工作。

10. 手术室每一位护士均有带教职责和义务，必须以身作则，言传身教，确保教学质量和效果。

11. 进修、实习带教过程中遇到的问题应及时向带教老师及护士长汇报。

12. 进修、实习人员必须遵守本科室规章制度，认真完成进修、实习计划。

二十、手术患者交接制度

1. 接手术患者时，巡回护士按手术通知单与病房护士共同核对：科室、床号、患者姓名、性别、年龄、住院号、手术名称、手术部位、手术时间，询问是否禁食，是否大小便，术前是否用药，清点手术所带物品，如病历、X线片等，并双方签名。

2. 患者接入手术室，巡回护士与护士站值班护士共同核对以上内容并签名。

3. 手术结束后，由麻醉恢复室护士将患者护送回病房，与病房护士交接；患者需去ICU，由手术医师、麻醉医师、巡回护士共同护送，并与责任护士交接病情、术中用药、出入量、皮肤情况、各种管道是否通畅、患者随带物品等，做好交接手续并签全名。

二十一、相关临床科室沟通制度

1. 每月发放手术医师满意度调查表，向手术医师了解与征求对手术部

（室）护理工作的意见与要求，并记录。

2. 每月发放手术患者满意度调查表，向手术患者了解手术部（室）护士的服务情况，以及对手术室护理工作的意见与建议，并记录。

3. 每季度到有关手术科室，与护理人员进行沟通，交流相互意见与建议。

4. 对患者、医护人员反映的意见和建议及时在晨会上反馈、分析，并提出改进措施，作为近期工作重点与下次调查沟通的重点。

5. 每月将调查沟通的资料汇总，妥善保存。

6. 每季召开工作座谈会，征求工作意见，记录在护士长手册上。

二十二、术前访视制度

1. 术前访视

（1）术前一日由手术部（室）本院护士（器械护士或巡回护士）根据手术安排，对大、中手术患者进行术前访视。

（2）访视患者应按医院手术患者访视单的内容和程序进行有效沟通，获取患者的有关信息，有特殊需要和特殊情况时应及时反馈给护士长。

（3）根据访视情况，真实、准确、及时地填写访视记录。

（4）将填好的访视单按科室规定放在指定地方保存，以便术后随访。

（5）护士长排班时要保证器械护士和巡回护士中至少有一人明确知道自己次日的手术安排，并能胜任访视工作。

2. 术前访视内容

（1）了解患者基本情况、现病史、既往史、药物过敏史。

（2）了解各项术前准备完成情况、备皮、备血、皮试、术前9项检查结果。

（3）到患者床边做自我介绍，介绍手术室环境，告知患者术前及术中需配合的注意事项。做好解释说明及心理护理。

（4）评估患者血管及皮肤情况。

（5）了解手术特殊要求。

（6）做好访视记录。

3. 术后支持服务

（1）手术结束后，器械护士擦净切口周围皮肤，整理患者衣物。

（2）妥善约束患者，防止坠床。

（3）注意患者隐私保护与保暖。

（4）标志引流管名称，并固定，妥善放置。

（5）必要时协助麻醉医师送患者至苏醒室。

4. 术后随访

（1）对于大、中手术实行术后随访。

（2）术后随访由专人在术后第 3 天到病房完成。

（3）术后随访时应以征求患者意见为主，以便改进工作。

（4）准确、真实记录，并反馈相关信息，将完成好的手术患者访视单放在固定处保存。

二十三、手术间规范化管理制度

1. 每个手术间设负责护士 1 名（工作 8～10 年以上），负责其全面质量管理。

2. 建立手术间常规物品检查登记本、手术间物品定位示意图及物品基数卡，以利管理。

3. 手术间内大件物品应标明房间号，定位放置，保持序号与房间号一致。

4. 手术间内小件物品全部入壁柜。壁柜内物品应按层摆放，定类、定位、定数。每日术毕由巡回护士和器械护士负责物品补充、物品归位及卫生清洁，每周由组长或护士长负责检查。

5. 各种药品、消毒物品应贴有标签，每周检查、更换及补充。

6. 每周检查各种电路、医用供气、供氧、空调系统及医疗设备的运行状况，发现问题及时汇报，并联系专管技师负责检查、维护及检修。

7. 责任护士每周对手术间进行全面核查，防止物品、药品过期，并登记签名。

8. 各种仪器设备按使用说明和规定操作使用，用后登记。

9. 每日术晨，由巡回护士进行手术间湿式清洁、消毒。

10. 每日术毕，由器械护士、巡回护士共同清理手术间，并进行清洁消毒，督促卫生员按要求清理垃圾和消毒地面。

11. 按手术间物品定位示意图进行物品管理，检查补充手术间常规物品及有效期。

二十四、护理失误评定制度

1. 护理严重失误

（1）误输异型血，造成不良后果。

（2）用错药，对病情造成严重后果。

（3）违反操作规程，造成严重仪器损坏。

（4）丢失患者的标本和培养。

（5）纱布数目不清，延误手术时间。

（6）体位摆置不适，压伤患者。

（7）患者坠地。

2. 护理一般差错

（1）同种患者送错手术间，及时纠正。

（2）一般药物用药，对患者无影响。

（3）电刀、热水袋灼伤、烫伤。

（4）手术器械准备不足，延误手术时间 10 分钟以上（以器械本为准，差错以器械室护士为主）。

（5）器械损坏（烤箱烤坏器械）。

（6）由护士引起的缝针丢失，请放射科进行 X 线摄片。

第二节　手术部（室）安全管理制度

患者的安全管理是手术部（室）管理的一项重点工作。手术部（室）安全包括手术部（室）环境安全、手术患者安全和手术部（室）工作人员安全，手术部（室）工作人员应严格执行各项规章制度，减少人为因素给患者造成的伤害，才能防范差错事故和意外事件的发生，保障患者和自身安全。

一、环境安全管理制度

手术部（室）环境安全主要是指防火、防电器漏电伤害、防燃烧、防爆炸。

1. 防火

（1）配备安全防火设施及标志

1）灭火器做到"四定"，即定位、定数量、定期检查和定期人员培训。

2）手术部（室）内按国家标准设定烟火自动感应报警装置、医院报警电话和人员疏散示意图。

3）手术间内设醒目的标志，禁止吸烟、禁用明火。防止乙醚、乙醇燃烧、爆炸。

（2）安全检查：医院技术工人每周对手术部（室）所有用电设施进行功能和安全检查。

（3）加强防火宣传和教育

1）将防火知识作为每名新职工的第一节必修课，并通过定期培训使人人熟悉灭火器的位置和使用方法，掌握火警应急预案。

2）建立手术部（室）每月安全大检查制度。

3）合理、安全使用手术部（室）仪器、设备。

2. 防电器漏电伤害　对于手术部（室）越来越多的仪器，手术部（室）护士不仅要学会使用、维护与保养，而且要注意安全使用，防止使用过程中对患者、工作人员的电损伤。

（1）仪器定期检修，专人管理、维护。

（2）所有仪器应有地线装置，防止漏电。

（3）严格执行操作规程，每台仪器应配备操作程序卡，以指引工作人员操作。

（4）建立仪器使用、维修与保养登记本。

3. 防烫伤、烧伤

（1）加强教育，规范护理行为。术中使用温水时，温度应适宜，操作要稳，不可过急，以免烫伤患者。

（2）使用热水时，容器放置位置适当，不可直接接触患者身体。

（3）严格执行各项技术操作规程。使用电刀时，负极要平坦地粘贴于患者肌肉丰厚的部位，以免电灼伤。

（4）使用热水袋时，应套上外套，将盖拧紧，保持水温在50℃，且不与皮肤直接接触。使用加温设备时，严格执行相应操作规程，若手术时间较长，应注意观察，随时调节设置的温度。

（5）腔镜手术台上使用热水时，要防止热水溢出，妥善放置导光束，以防烫伤患者。

（6）使用消毒液时，要准确掌握其浓度、适应证及方法。

4. 防止燃烧、爆炸

（1）加强安全教育，正确使用和储存易燃易爆物品。

（2）使用电炉、酒精灯时，应远离氧气、乙醚等物质。

（3）中心供气塔上的氧气不用时应关闭，分离连接管道，以免空气中氧气浓度过高，使用电外科设备时引起燃烧、爆炸。

（4）易燃、易爆物品应单独、稳妥存放，保持通风良好。定期检查，以免溢出造成意外。非工作人员未经批准严禁接触。遇有包装不良、质量异变等情况，应及时进行安全处理。

（5）易燃、易爆物品周围严禁吸烟和明火。

（6）多功能塔上的氧气装置、氧分压表等设备要定期检查，如有故障，应及时维修。瓶装氧气应远离明火或高热地方存放，其接口不能涂油或用胶布缠绕。使用后，应立即关闭阀门。

（7）头颈部手术若用乙醇消毒皮肤，必须待其干燥后才能使用电刀或激光。若术中使用电刀或其他电设备，则应与麻醉师协商，不可开放性给氧，以免烧伤患者。

（8）每月应常规进行安全检查，发现隐患，要及时整改和上报。若发现不安全的紧急情况，则应先停止工作，上报有关部门进行处理。

二、患者安全管理制度

1. 手术部（室）护士的准入制度

（1）经过全日制护理院校学习，取得护理专业大专或大专以上毕业证书。

（2）取得《中华人民共和国护士执业证书》，并在相关部门盖章注册，成为国家注册护士。

（3）大专毕业的护士，上岗前进行岗前思想教育和基本护理技术操作训练半个月，经考核合格后方可进入手术部（室）。

（4）本科毕业的护士，上岗前经岗前思想教育和基本护理技术操作训练半个月，经考核合格后，进入内、外、妇、儿等临床科室轮转1年。1年后进入手术部（室）。

（5）进入手术部（室）后，进行为期2个月的集中培训，使之熟悉手术部（室）工作环境，掌握手术部（室）常规工作流程，熟练掌握手术部（室）护理基本操作。具体培训项目包括：

1）手术部（室）概况、规章制度及思想教育，为期1.5天。

2）紧急预案学习及演练，为期3天。

3）敷料、器械室、灭菌室工作流程、职责及工作程序，为期9天。

4）麻醉基础知识及手术部（室）风险识别与管理，为期1周。

5）手术部（室）基本操作及无菌技术，为期4周。

6）培训结束，进行理论及操作考核，为期1.5天。

（6）考核合格者方可进入手术间进行中、小手术配合，不合格者继续培训至考试合格。

（7）进入手术部（室）工作5年内，依照手术部（室）护士规范化培训管理计划，分阶段进行进一步培训。各阶段培训结束均有相应的考核，考核合格者方可继续下阶段培训，不合格者应继续当前阶段培训。

2. 手术部（室）接送患者制度　运送患者途中注意保暖；保护患者的头部及手足，防止撞伤、坠床；保持输液管道及各种引流管通畅，防止脱落。

（1）接患者

1）每日晨7点30分开始接患者，各病房在7点钟之前做好术前准备，尤其是手术前需定位拍片、撤牵引支架的患者。

2）手术部（室）人员使用交换车将患者提前30分钟接到手术部（室），危重患者应由医师护送。手术科室应在手术室接患者前完成各项术前准备和相关检查，尤其是术前定位拍片等。

3）到达病房后，根据手术患者核对单与病房护士共同逐项核对，包括病室、床号、住院号、患者姓名、手术名称、手术间、手术时间、术前医嘱执行情况、X线片、CT片、特殊用药等，双方须签名确认。

4）检查术前准备是否完善，如术前用药、禁食、血型交叉配合单及备血证、肠道准备、胃管放置、更换衣服、手术同意书签字等。

5）嘱患者将贵重物品（如首饰、手表、现金、义齿及助听器等）取下，交由家属保管。

6）患者接到手术部（室）后应戴隔离帽。进入相应手术间后，嘱患者卧于手术台上，必要时床旁守护，防止坠床或其他意外发生。

7）连台手术，提前30分钟电话通知有关科室进行术前准备。

8）手术结束后，将患者带入手术部（室）的一切用物送至苏醒室，并做好交班。

9）接送全过程注意患者安全。

（2）送患者

1）手术后患者，由手术室卫生员和麻醉医师、手术医师送回病房；对全麻术后未清醒，重大手术后呼吸、循环功能不稳定，危重体弱、高龄、婴幼儿患者实施大手术后，以及其他需要监护的特殊监护患者，术后均送麻醉复苏室或ICU病房。必要时，手术室护士陪同护送。

2）患者送病房后，麻醉医师应向手术科室的值班人员详细交代患者术中情况、术后（麻醉后）注意事项及输液等情况。

3. 手术部（室）查对制度

（1）患者查对制度

1）手术室护士依据手术通知单到病房接患者，首先到护士站和病房护士查对患者病历：患者姓名、性别、年龄、病案号、诊断、手术名称、手术部位、化验单、药物、医学影像资料等。

2）接患者之前：手术室护士与病房护士查对；还必须与清醒的患者交谈查对，进行"患者姓名、性别、年龄、手术名称、手术部位"确认。

3）接入手术室后：晨间接入的患者夜班护士查对，日间接入的患者由护士站值班人员查对，夜间接入的患者由夜班护士查对。

4）进入手术间之前：巡回护士、洗手护士查对。

5）进入手术间之后：巡回护士、麻醉医师查对。

6）麻醉之前：巡回护士、手术医师与麻醉师还必须共同与清醒的患者交谈查对，进行"患者姓名、性别、年龄、手术名称、手术部位"的再次确认。昏迷及神志不清患者应通过"腕带"进行查对。填写《手术患者安全核对表》并签名。

7）手术者切皮前：由手术室巡回护士，提请实行手术"暂停"程序，由手术者、麻醉医师、巡回护士、患者（清醒的患者）进行四方核对，确认无误后方可手术。

8）巡回护士应正确填写《手术护理记录单》。

（2）输血查对制度

1）病房护士或急诊护士术前将血样送到血库。

2）术前巡回护士根据血型化验单与患者本人核对血型，无误后在输液穿刺部位标识。

3）术中根据麻醉师医嘱取血，巡回护士与血库联系通知取血量并将住院病历首页、血型化验单、血票传送血库。

4）接到血库取血通知后，巡回护士与血库人员双方核对，无误后双方分别在配血报告单上签字，将血液拿到本手术间。核对内容包括：三查八对：血液的有效期、血液的质量、血液的外包装是否完好无损、姓名、床号、住院号、献血号、血型（包括 RH 因子）、血量、血液的种类、交叉配血试验的结果。

5）血液进入手术间后巡回护士应立即与麻醉师再次行三查八对，无误后分别在配发血报告单上双签字，将血液放置在本手术间内备用。

6）根据麻醉师输血医嘱，巡回护士在输血前再次与患者输液穿刺部位标识的血型和血袋上的血型再次核对，无误后方可输入，并通知麻醉师，在麻醉单上记录输血时间。

7）输血时注意观察患者的反应。

8）输血完毕血袋送到血库，保留 24 小时备查。

9）与病房护士进行血液交接时严格执行交接和查对制度，并做好双签字，同时在护理记录单上记录。

（3）给药查对制度

1）遵医嘱用药，严格执行三查七对制度和无菌技术操作原则。

2）确保输液用具安全，保证输液用具在有效期内、包装完整。

3）严格落实输注药物配伍管理制度及程序。

4）药物应用时严格落实签字制度，执行者签名并签执行时间。

5）根据患者病情、年龄和药物性质，合理调节滴速和输注量，需要控制速度的药物用微量泵注射。

6）对易发生过敏的药物或特殊用药应密切观察，有过敏、中毒反应立即停药，并报告医师，必要时做好记录、封存及检验。

7）应用输液泵、微量泵或化疗药物时，密切观察用药效果和不良反应，及时处理，确保安全。

8）所有打开的液体或抽好的药液必须要有标记，药液宜现用现配。

9）口头药物医嘱仅在抢救患者时执行，严格落实紧急情况下医嘱执行的规定。

4. 手术患者手术部位标记制度 为了保证正确的手术部位，各手术科室应按以下要求做好手术部位的标记。

（1）标记范围：左右部位、左右肢体、手指（足趾）、左右眼、耳、鼻腔、左右器官、脊柱平面等需要标记。

（2）标记时间：术前1天。

（3）标记工具：部位标记使用不褪色记号笔，要求手术铺巾后标记仍清晰可见。

（4）标记人员：经管主治医师标记手术部位，患者和家属参与核对，病区护士检查，医疗组成员核对，手术室护士、手术医师、麻醉医师在手术过程中的各个环节核对。

（5）标记形式：在手术部位写"yes"或画"o"，也可写上自己姓名的首字母，如"张思勇"为经管主治医师，则在手术部位标记"ZSY"，要求全院手术科室统一形式。

5. 消毒隔离制度

（1）成立消毒隔离质控小组，定期检查和制定有效预防感染的措施。

（2）布局合理，符合功能流程和洁、污分开的要求，分污染区、清洁区、无菌区，区域间标志明确。

（3）天花板、墙壁、地面无裂隙，表面光滑，有良好的排水系统，便于清洗和消毒。

（4）严格执行《无菌技术操作规范》，防止切口感染及交叉感染的发生。

（5）手术室应设无菌手术间、急诊手术间、感染手术间（感染手术间应靠近手术室入口处）。

（6）每一手术间限置一张手术台。

（7）规范无菌包的包扎方法，做到每包都有监测。

（8）手术用器械、物品的清洁和消毒灭菌符合规范要求。

（9）手术器具及物品必须一用一灭菌，能压力蒸气灭菌的应避免使用化学灭菌剂浸泡灭菌。备用刀片、剪刀等器具可采用小包装压力蒸气灭菌。

（10）麻醉用器械应定期清洁、消毒，接触患者的用品应一用一消毒，严格遵守一次性医疗用品的管理规定。

（11）洗手刷应一用一灭菌。

（12）无菌物品分类放置，标签醒目，每日检查，定期消毒，无霉变、过期现象。

（13）医务人员必须严格遵守消毒灭菌制度和无菌技术操作规程。

（14）严格执行清洁卫生、消毒制度。必须湿式清洁，每周固定卫生日。严格执行清洁卫生制度。

（15）严格限制手术室内人员数量。

（16）传染患者手术通知单上应注明感染情况，严格隔离管理。术后器械及物品双消毒，标本按隔离要求处理，手术间严格终末消毒。

（17）接送患者的平车定期消毒，车轮应每次清洁，车上物品保持清洁，接送隔离患者的平车应专车专用，用后严格消毒。

（18）垃圾分类处理，手术废弃物品须置黄色垃圾袋内，封闭运送，进行无害化处理。

6. 手术体位安置制度

（1）体位摆放的七项原则

1）体位固定要牢靠舒适，暴露切口要清楚，便于手术操作。

2）保持呼吸道通畅，呼吸运动不受限制。俯卧位时，腹部不可受压，以免影响呼吸与循环。

3）手术床铺的中单要求平整、干燥、柔软。

4）大血管、神经无挤压，衬垫骨突出处受压部位。

5）上臂外展不超过90°，以防臂丛神经损伤；下肢约束带勿过紧，以防腓神经麻痹。

6）四肢如无必要，不可过分牵拉，以防脱位或骨折。

7）患者体表不可接触金属，以防烧伤。

（2）注意事项

1）巡回护士根据手术通知单及病历记载的内容，与病房护士共同核对手术部位、手术体位，并做好手术部位标识。

2）认真执行及实施手术安全核查制度，术者、麻醉师及巡回护士必须分别在麻醉前及摆放体位前对病历上记载的手术部位进行核对。

3）认真执行摆放体位的原则。

4）术中随时观察患者手术体位的变化，必要时加以局部调整和按摩，以减少强迫体位造成的压疮，但以不影响手术或满足手术需要为标准。

5）术后检查受压部位有无压疮，送回病房后，与病房护士对患者皮肤进行交接。如有特殊情况记录在护理记录单上。

6）被消毒液浸湿手术床、敷料单应给予衬垫以防皮肤烧伤。

7）对各种体位垫进行专人管理，每次使用后必须进行清洁、消毒的处理，砂袋必须用敷料包裹后备用。

7. 手术用物清点和管理制度

（1）清点范围：任何手术中的任何手术用物均应清点，不仅清点数量，而且检查其完整性。

（2）手术前清点、登记

1）器械护士整理器械台时，应按次序与巡回护士共同清点器械、螺帽、缝针、刀片、纱布、纱垫、纱球、纱条、棉片、电刀头、电刀清洁片、注射器及其针头、束带、皮管、其他特殊耗品等数量，并检查器械的完整性。

2）清点时，器械护士要大声读出所清点物品的名称、数量，小件物品清点两次。巡回护士应及时记录，清点一项，记录一项，切勿全部清点完毕后再记录。

3）清点完毕，巡回护士复述一遍，器械护士核对记录的数字，准确后才能使用。

4）带教实习生、进修生、新职工时，器械护士本人应亲自清点、核对，并承担责任。

5）进修生单独做洗手护士时，巡回护士负责查对，并负全部责任。

（3）术中管理

1）手术开始，在切开皮肤前，要全面清理污物桶或盆，当器械护士丢弃第一块纱布或纱垫时，一定要确认污物桶或盆内已清空，无纱布等物品，避免清点不清。

2）手术台上已清点的纱布、纱垫，一律不能剪开使用。

3）手术台上用过的纱球、纱条、棉片等小敷料应放置于手术台上，不得投入污物桶或盆内。

4）手术开始后，手术台上的任何物品不能拿出手术间。

5）术中因手术需要增加任何物品时，器械护士与巡回护士应共同清点、核实、登记。

6）术中用过的纱布、棉片等按 10 块计数放入收集袋，然后再投至污物桶或盆内。

7）器械护士应随时记住体腔内放置的敷料数目，并提醒医师。

8）手术全程中，器械护士和巡回护士应始终注意观察手术间的情况，防止清点物品的流动，以保证清点的准确性。

9）不得向地上乱丢纱布、棉垫等。不慎落下时，由巡回护士及时拾起，隔离后置于器械台的下层。

10）手术缝合针用后应及时别在针板上，不得随意放置。断针要保持其完整性。

11）术中任何交接班，均应核实、清点、记录。

8. 手术室病理标本管理及交接制度

（1）手术室病理标本管理

1）取下病理标本，术后由洗手护士交给主管医师，没有洗手护士则由巡回护士保管，术后交给主管医师。

2）病房医师自备病理单。10%甲醛溶液及病理袋由手术室准备。

3）术中如需送冷冻，由巡回护士在术中冷冻本登记后送往病理科。

4）术中病理报告由病理科医师或专管人员送回或取回，结果以病理报告为准。

5）当日下午由主管人员逐个查对病理标本，病理单、病理登记本、病理袋上的标识是否相符，如有异议和主管医师取得联系。

6）主管人员核对后在病理登记本上确认并签字及时送至病理科，并和病理科医师核对后在病理本上签字。

7）不送病理的标本，专设一容器，由专管人员回收后统一处理，特异性感染的标本，取下后立即送出手术室统一处理。

（2）手术室病理标本交接制度

1）行术中冷冻的病理交接

①术者与器械护士、巡回护士共同核对患者，送检病理标本的部位、名称及个数。

②巡回护士将病理放入病理袋内，并填写病理袋，注明科室、患者姓名、住院号、部位、手术间，并签全名。

③巡回护士填写术中冷冻登记本，由专管人员将病理袋及登记本，一并送病理科交于病理科接受，并在冷冻登记本上签字。

④由专管人员接到病理科通知后将术中冷冻结果回报单取回并送入手术间。

⑤巡回护士核对好术中冷冻回报单，并让术者亲自过目后，存放病历内保存。

2）器械护士与术者行术后的病理交接

①术中取下的病理：器械护士负责保管大病理，其他小病理交于巡回护士保管，由巡回护士装病理袋内，填写患者姓名及病理的名称。

②手术结束后，巡回护士将术中暂保管的小标本交给器械护士，器械护士核对无误后连同手术台上的大病理一起交给医师，并在手术护理记录单背面注明病理数目，并由医师签字。

③交接时注意交清病理的数目、病理袋内的标本。

3）巡回护士与术者进行的病理交接（用于无器械护士的各科手术）

①术中由术者负责保管病理。

②术后巡回护士提示术者送术后病理。

③巡回护士与术者交清病理后，在护理记录单背面注明术后病理已交接，并且术者签字。

4）术者接到病理后的送检程序

①术者接到护士交给的病理，核对无误后在护理记录单上签字。

②将病理与术前已填好的病理单一起送到病理室。

③将病理分类装入病理袋，并逐项填写病理袋上的各项内容。

④10%甲醛溶液固定病理，将病理、病理单一起放在专用车内。

⑤术者填写病理登记本并签字。

⑥由手术室专管人员根据病理登记本登记的内容核对当日手术所有病理，无误后送病理科，并双签字。

5）门诊手术的病理管理

①手术患者需在门诊交全部病理费用，手术当日入手术室前将收据及病理单交巡回护士。

②术中巡回护士与术者共同确认患者姓名、病理部位、数目后放入病理袋中保存。

③术后术者再次填写病理单中各项目并确认数目。巡回护士填写病理登记统计单，并与术者确认后双签字。

④周一与病理专送人员交接后送病理科，程序同住院病理标本管理制度。

9. 手术室卫生消毒制度

（1）手术部（室）清洁均采用湿式清扫。

（2）每台手术完毕后用含氯消毒液的清洁抹布擦拭手术床及手术间地面。全天手术完毕后用含氯消毒液的清洁抹布彻底擦拭无影灯、手术间壁柜、器械台、手术床、高频电刀等物体表面，并清除污液、敷料和杂物，最后用消毒液清洁地面。

（3）每日用含氯消毒液清洁限制区6次。

（4）手术室拖鞋一用一消毒，鞋柜每周擦拭1次。

（5）每周用消毒液对手术间的四壁、门窗、刷手池、水池、手术间内各用物及地面进行大清洗。

（6）接送患者采用交换车，每天清洗，每周彻底清洗，被服一用一更换。

（7）进入限制区的物品、设备，应拆除外包装，擦拭后方可推入。

（8）洁净手术部（室）清洁工作应在净化系统运行状态下进行，并定期对净化系统进行维护、清洁、消毒。具体要求如下：

1）每周清洗回风口、新风口、初级过滤器，每月清洗空调管道系统，定期更换过滤器。

2）每天提前30分钟开启净化系统（一般不少于该手术间的自净时间）。长时间不用的手术间，除做好回风口等清洁工作外，应提前开机3小时。

3）洁、污流线分明，避免交叉感染。

（9）特殊感染手术，则执行特殊感染手术的管理制度。

10. 特殊感染手术的管理制度

（1）特殊感染手术：如气性坏疽、破伤风等。破伤风、气性坏疽是厌氧杆菌引起的，该类细菌的芽胞对物理灭菌法和化学灭菌法抵抗力强，采用一般方法很难达到灭菌的目的，故对此类细菌感染的手术，必须认真、严格地执行隔离技术。

1）将此类手术安排在独立、负压手术间内，术前将手术间内不必要的家具及用物移出手术间外，以免污染。

2）安排室内和室外两组护士。室外护士向室内传递补充物品，负责备好术后房间处理需用的含氯消毒液，并为室内人员备好术后更换的清洁衣服及鞋。室内人员负责手术配合，术后室内用物与物体表面的处理，手术中途室内人员不能外出。

3）参加手术人员应穿隔离衣。自身有外伤未愈者，不能参加此类手术。除手术器械外，尽可能使用一次性用物。术中手术组人员管理好手术用物，小心投放医用垃圾，切勿造成地面或其他区域的污染。

4）禁止参观，一旦整个手术部（室）被污染，必须全面进行消毒处理。

5）手术后处理

①器械处理：手术结束后，器械护士应将所有器械关节打开，用2000mg/L含氯消毒液浸泡于专用容器内2小时，在指定的清洗槽内清洗，连续3次高压灭菌，每次做培养，待培养结果阴性后方可使用。

②其他手术用物处理：所有一次性用物、一次性敷料装入医用垃圾袋内并封口，外贴"特殊感染垃圾"标志。由专人送焚化炉焚化。

③物体表面处理：手术床、家具、墙壁、地面、接送患者的推车等用2000mg/L的含氯消毒液擦拭。

④手术间空气处理：术后手术间擦拭后持续净化负压2小时后空气培养，物品表面采集培养后关闭洁净和负压，O_3消毒2小时，此过程每日1次，连续3天待培养结果阴性后，方可开放使用。

6）用物放回原处，次日再启用手术间。

（2）确认传染性疾病：确认传染性疾病（乙肝、性病、艾滋病、伤寒、痢疾、白喉、结核、化脓性感染等）手术的术后处理。

1）此类手术应放在单独手术间内进行。

2）使用一次性物品、一次性敷料及一次性手术单。

3）凡患者用过的器械，在专用容器内用2000mg/L含氯消毒液浸泡1小时后用清水刷洗，再进入常规清洗流程，烘干后高压灭菌。

4）凡使用的一次性物品、一次性敷料及一次性手术单应放入双层黄色医用垃圾袋内并密封,然后由专人送焚化炉焚化。

5)手术间内手术床、家具等物品用200mg/L含氯消毒液擦洗,地面用2000mg/L含氯消毒液擦拭。

三、医护人员自身安全管理制度

1. 医护人员自身防护管理制度

(1)器械护士在传递手术刀、缝针等锐器时,应采用无接触技术,避免发生割、刺伤。

(2)正确安装、拆卸手术刀片,用过的手术刀片、缝针、注射器针头等废弃的锐器应放入锐器收集盒内。

(3)对已确诊的传染性疾病,术前在手术间门口醒目处挂上标志牌,以提示医护人员注意防护。进行手术时,戴双层手套、鞋套、防护眼罩或面罩等。

(4)使用过的注射器针头,不得回套针帽,以防刺伤。必须回套时,应实施单手法。不可用手直接折断或扭弯针头。操作后,锐器等物品由操作者自己独立处理,防止伤及他人。

(5)一旦发生暴露(刺、割伤),应立即处理伤口。挤出血液,用清水或生理盐水反复冲洗,并用75%酒精消毒,同时按医院报告流程做好相应的诊断、治疗和登记上报工作。

(6)操作前、后按规定洗手。

(7)安全、有效地处理污物。

(8)提倡用简易呼吸囊,尽量避免口对口人工呼吸。

(9)当接触化学制剂时,应戴好口罩、帽子及防护手套,避免直接接触。

(10)术中在放射线下操作时,医护人员应佩戴防护用品,如铅衣、铅围脖、铅手套、铅眼镜等。妊娠期护士不得配合此类手术,其他工作人员尽量减少接触剂量。

(11)长时间站立时,须穿好弹力袜,防止大隐静脉曲张。

2. 医疗废物管理制度

(1)遵守卫生部相关管理制度:严格按照卫生部《医疗废物管理条例》及有关配套规章、文件的规定,切实做好医疗废物的分类收集和暂时储存等工作,并将医疗废物交社会医疗废物垃圾场集中处置。

(2)包装物:将医疗废物分置于符合《医疗废物专用包装物、容器的标准和警示标志的规定》的包装物或容器内。

(3)医疗废物分类收集

1)一般感染性废物,放入黄色垃圾袋中。

2）一次性塑料医疗废物，放入单独的黄色垃圾袋中。

3）锐器放入锐器盒中。

4）感染性废物、病理性废物、损伤性废物、药物性废物及化学性废物不能混合收集。少量的药物性废物可以混入感染性废物，但应当在标签上注明。

5）废弃的麻醉、精神、放射性、毒性等药品及其相关的废物的管理，依照有关法律、行政法规和国家有关规定、标准执行。

6）化学性废物中批量的废化学试剂、废消毒剂应当交由专门机构处置。

7）批量的含有汞的体温计、血压计等医疗器具报废时，应当交由专门机构处置。

8）医疗废物中病原体的培养基、标本和菌种、毒种保存液等高危险废物，应当首先在产生地点进行压力蒸气灭菌或化学消毒处理，然后按感染性废物收集处理。

9）隔离的传染病患者或疑似传染病患者产生的具有传染性的排泄物，应当按照国家规定严格消毒，达到国家规定的排放标准后方可排入污水处理系统。

10）隔离的传染病患者或疑似传染病患者产生的医疗废物应当使用双层包装袋，并及时密封。

11）放入包装袋或容器内的感染性废物、病理性废物、损伤性废物不能取出。

12）盛装医疗废物达到包装袋或容器的 3/4 时，应由科室保洁员及时更换，并将装满的垃圾袋封口。

（4）回收、运送

1）一般感染性废物及病理性废物由焚烧中心人员回收、运送。

2）锐器由供应室派专人回收、运送。

3）运送人员每天从医疗废物产生地点将分类包装的医疗废物按照规定的时间和路线运送至内部指定的暂时储存地点。

4）运送人员在运送医疗废物前，应当检查包装袋或容器的标志、标签及封口是否符合要求，不得将不符合要求的医疗废物运送至暂时储存地点。

5）运送人员在运送医疗废物时，应当防止造成包装袋或容器破损和医疗废物的流失、泄漏和扩散，并防止医疗废物直接接触身体。

6）运送医疗废物应当使用防渗漏、防遗撒、无锐利边角、易于装卸和清洁的专用运送工具。

7）每次运送工作结束后，应当对运送工具及时进行清洁、消毒。

8）科室建立医疗废物交接登记本，登记内容应当包括种类、袋数，登记种类包括一般感染性废物、一次性塑料医疗废物及锐器盒，由运送人员、科室保洁员及护士签名，登记资料至少保存3年。

9）回收、运送人员必须做好个人防护。

四、物品安全管理制度

1. 手术器械管理制度

（1）器械管理

1）手术室内设置专职或兼职人员负责器械管理工作。

2）手术器械由手术室根据手术需求负责申领，专科特殊器械由手术专科提出，在综合手术专科医师和护士意见后申购。

3）器械管理建账立册，详细登记器械的入库情况、取用情况。建立手术器械专柜和各专科器械手术管理分册，及时了解专科器械使用情况。

4）手术室内使用医院设备部门购进的手术器械，禁止手术医师擅自携带手术器械在手术室使用。

5）未进入医院采购流程的器械试用，必须按照医院试用流程办理相关手续。任何人不得擅自试用手术器械。

6）手术器械原则上不外借，如需外借，必须持有器械外借申请单获得医院医教部批准，通过科室负责人同意后方可外借，凭借条借出与收回。

7）每年1次清理手术室所有器械包账目，建立文档记录。

（2）器械使用制度

1）手术器械根据手术需要配置常规器械包和专科手术器械包。器械包内设置器械清点卡，内有器械包名称、器械种类及数量、消毒指示卡等。

2）手术器械包根据手术方式的改变定期进行增减，保证器械充分有效地使用。

3）器械使用前检查器械外观是否完整，功能是否正常，并核对器械的数量并填写相关记录。

4）器械使用过程中，不可用精细器械夹持粗厚物品，注意轻取轻放、不可投掷或相互碰撞，保护器械的尖端和利刃。

5）禁止暴力使用器械，避免对器械不可修复的损害，如用持针器拧断钢丝等。

6）器械使用后及时擦拭污迹、血迹。

7）精细器械与其他器械分别放置，避免受挤压、碰撞。

8）定期对器械进行集中保养，保证性能良好。注意精细器械用专业油保养。

9）器械使用过程中一旦发生损坏，应及时汇报科室负责人并申请补充，以免影响手术开展。

10）器械使用环节注意双人交接，一旦发生遗失，由当事人承担相应的责任。

（3）外来器械管理制度

1）外来器械必须经过医院批准及具有设备部门与医院医务部开具的证明，于手术室备案登记。

2）外来器械使用前，技术人员对手术医师、护士进行专业培训，以便其熟练掌握器械的操作方法与性能。

3）外来器械最好能相对固定在医院。如不能固定在医院，需提前一日到手术器械消毒部门完成清洗、灭菌。

4）手术室接收来自手术器械消毒部门灭菌后的外来器械。

5）紧急使用的外来器械提前通知手术器械消毒部门做好应急准备。

（4）器械报废制度

1）器械报废原则：手术器械在外观上、功能上存在损害，不能满足手术需要。

2）手术室专人负责器械报废工作，负责对拟报废器械经过再次检查、确认。

3）建立器械报废登记单，登记确认后的报废器械信息：种类和数量。

4）集中收集报废器械，定期上交医院指定部门，并登记备查。

5）任何人不得私自拿走任何报废器械。

2．一次性医疗物品的管理制度　随着科学技术突飞猛进的发展，目前临床医疗工作中一次性医用物品已广泛应用。其具有使用方便，减轻医务人员的劳动强度，提高工作效率等优点。加强一次性医用无菌物品的管理和使用是医院感染管理的一项重要内容。

（1）按照医疗卫生管理法律、法规及医院关于一次性医用物品的采购程序进行采购、验收、储存、发货、使用和回收处理全过程。

（2）手术室内建立医用耗材管理账目，有专人负责一次性医用物品的验收、储存、发货、清点等工作。

（3）各类一次性医用物品分类放置，并固定摆放。

（4）一次性物品在使用过程中发现任何异常，使用者及时反馈到科室负责人处，进行相应的应急管理。

（5）未进入医院采购流程的一次性医用物品的试用，必须按照医院试用流程办理相关手续。任何人不得擅自试用一次性医用物品。

（6）手术室内一次性医用物品原则上不外借，如需借出，必须持有一次性医用物品外借申请单。

3．手术医疗仪器设备管理制度　医疗设备的性能、质量的好坏与医院医疗工作的质量、效率和安全息息相关。维持设备的技术状态稳定，能够安全、有效地完成其所承担的医疗任务。

（1）入库管理

1）手术室内设置专职或兼职人员负责仪器管理工作，建立资产入账登记。

2）医疗仪器由仪器使用的专科提出，设备采购部门综合评估后申购。

3）设备到货后由医院设备部门与仪器厂家共同验货，并通知手术室负责收货。

4）仪器厂家将设备安装调试后，仪器使用专科与手术室共同接受仪器，并黏贴仪器设备固定资产编号。

5）手术室内进行管理建账立册，详细登记仪器的入库情况。

6）手术室妥善保存新仪器的相关资料，如说明书、操作手册、维修手册等。

（2）使用管理

1）新仪器使用前必须进行操作培训，公司技术人员负责培训仪器的性能特点、操作流程及注意事项。

2）新仪器设备必须张贴或悬挂清晰明确的操作流程和应急电话。

3）医疗仪器设备均建立使用登记本，由使用人员记录运转的情况。

4）仪器使用管理做到"四定四防"。"四定"指定人管理、定点存放、定期检查和定期维护；"四防"指防尘、防潮、防蚀和防盗。

5）仪器日常使用由手术室专业组护士负责管理，仪器设备使用后仪器处于备用状态。

6）医疗仪器原则不外借，如需借出，必须持有仪器外借申请单获得医院医教部批准，通过科室负责人同意后方可外借。凭借条借出与收回。

7）不定期开展仪器设备使用培训，以便每个人都能熟悉仪器的使用方法。

（3）维护保养

1）医疗仪器设备均建立使用维修保养登记本，由使用人员记录维修保养的情况。

2）仪器设备的日常维护检查由医院内部技术人员负责。

3）仪器设备厂家的工程技术维修人员根据维护约定定期做维护保养并记录。

4）维护保养人员及时反馈仪器设备使用中的注意事项到手术室。

（4）报废管理

1）医疗仪器报废原则：医疗仪器在功能上存在损害，不能满足手术需要。

2）手术室负责人根据医疗仪器的实际状态，填报报废申请，由仪器设备维修部门评估后决定报废。

3）仪器设备维修部门通知人员从手术室移走报废仪器，并填写医院仪器报废登记单。手术室内记录相关资料。

4）任何人不得私自拿走任何报废仪器设备。

第五章 洁净手术部（室）基础技术操作管理

任何一台手术无论是简单还是复杂，都离不开手术部（室）护士的密切配合。手术部（室）护士只有通过对手术配合技能反复实践、深入学习，才能主动、快速、准确配合手术，提高配合质量，减少意外伤害，保障患者安全。

第一节 无菌技术操作原则

无菌技术是在进行医疗护理操作过程中，防止一切微生物侵入机体，保持无菌物品及无菌区域不被污染的操作和管理方法。作为手术部（室）护士必须认真掌握一般无菌原则，手术中应遵循无菌原则和无菌物品储存原则，并将其贯彻于一切工作中，以维护手术过程的无菌性，减少和杜绝感染的发生，保证手术的安全进行。

一、一般无菌技术原则

1. 操作环境需清洁、宽敞、明亮。为减少空气中的尘埃，无菌操作前30分钟应停止清扫工作，减少人员流动。

2. 无菌操作前，应修剪指甲、洗手、戴帽及口罩。着长袖工作服时，应将衣袖挽至肘关节以上或束紧衣袖口，操作时应与无菌物品、无菌区域保持一定的距离（约20cm）。必要时，应穿无菌衣、戴无菌手套。

3. 取无菌物品时，必须用无菌持物钳，操作时注意衣袖、衣服勿触及无菌物品或跨越无菌区域。不可面向无菌区讲话、咳嗽或打喷嚏。

4. 一切无菌物品均不能在空气中暴露过久。无菌物品一经取出，即使未用也不可放回原处。若暂不使用，则应用无菌巾包好，超过4小时应重新灭菌。

5. 瓶装的无菌溶液，瓶盖内应保持无菌。倒溶液前做好瓶口周围的消毒，揭开瓶盖时，手勿触及瓶盖、瓶口，先倒出少许溶液冲洗瓶口，最好一次性使用，勿保存。

6. 无菌物品和非无菌物品应分开放置。经高压蒸气灭菌后的无菌物品保存期一般为1~2周，梅雨季节为1周。若超过灭菌时间，则应重新灭菌。

7. 一套无菌物品只供一个手术患者使用。

8. 怀疑无菌物品被污染时，不可再使用。

二、手术中无菌技术原则

1. 避免浮尘飞扬，影响手术间净化效果。术前应做好准备工作，术中应尽量减少人员流动，各项操作动作轻柔，勿在手术间内抖动各种敷料，所有整理工作宜在术后进行。层流手术部应使用少尘、无尘、无粉物品、如一次性物品、无粉手套等。

2. 操作中无菌范围　手术人员一经洗手，双手不得低于脐水平，两侧不得超过腋前线，上举不得超过锁骨连线；穿好手术衣、戴好手套后，遮盖式手术衣背部为相对无菌区，腰部以下和胸骨窝水平线以上为非无菌区，手术台无菌区应在手术台平面以上。若器械掉至该平面以下，则应视为污染。

3. 无菌单应铺4~6层，下垂30cm以上，手术器械、敷料等无菌物品不能超出无菌器械车边缘以外。手术者或助手不可随意伸臂横过手术区取器械。严禁从手术人员背后传递器械和手术用品，必要时可从术者臂下传递，但不得低于手术台平面。

4. 手术中手术衣、手套、口罩被污染、浸湿或破裂时，应及时更换或加盖。凡怀疑物品、器械被污染时，须重新灭菌后才能再次使用。

5. 严禁使用未经灭菌或灭菌日期不清或过期的物品。若打开的无菌器械、敷料包4小时内未使用，则应视为过期，须重新灭菌。

6. 手术人员更换位置时，一人应向后退半步，离开手术台，两人背靠背交换，不得污染手臂及无菌区。

7. 手术开始后，各手术台上一切物品不得相互使用。已取出的无菌物品，包括手套、手术衣、中单、治疗巾、器械、纱布、注射器、注射针头、尿管等，虽未被污染，也不能放回无菌容器内，须重新进行灭菌处理。

8. 暂时不用的器械用物，按顺序摆放在无菌器械车上，用无菌巾覆盖备用。托盘上缝针应针尖向上，以避免针尖扎透无菌敷料。需留置体内的物品（如心脏瓣膜、人工关节、可吸收缝线等）不得用手直接拿取，尽量采取无触摸技术。

9. 凡是手术中接触肿瘤的器械及物品，应放置一旁，不能再接触健康组织，防止肿瘤细胞种植扩散。

10. 手术中已接触污染部位（如肠腔等）的器械、纱布，须放入弯盘中单独存放，不能再用于清洁区域。已被污染的手套，应重新更换。

11. 同一手术间内，应先作无菌手术，后作污染手术。

12. 限制参观人数，30m² 以上的手术间参观人数不能超过 3 人，30m² 以下的手术间不能超过 2 人，以减少污染的机会。参观人员不能站得太高，离手术者太近，不得随意在室内走动及互窜手术间等。

13. 灯光的调节尽量使用无菌灯柄，由手术医师或器械护士调节，以防巡回护士调节灯光时跨越无菌区。使用无菌灯柄时，应严防无菌手套和灯柄被污染。手术结束后应立即取下，连同手术器械一起送至清洗区。

14. 无菌区域的建立尽可能接近手术开始时间。无菌区一旦建立，必须有人看管，防止污染。

15. 所有接触过血液、体液的器械、敷料、手套等，应视为被污染，不能再接触清洁区域。手术间地面、操作台面一旦被血液污染，应立即用消毒液擦拭干净。

16. 加强无菌技术监督，坚持原则，任何人发现或被指出违反无菌技术时，必须立即纠正。

三、无菌物品存放原则

1. 无菌物品必须存放在无菌容器、无菌包或无菌区域内。

2. 无菌包应存放在清洁、干燥的环境中，无菌物品与非无菌物品应分开、分室放置。

3. 无菌包或无菌容器外应注明锅号、锅次，物品的名称、灭菌日期、有效日期及包装者。

4. 棉布包装材料和硬质容器的无菌包，在室温 25℃ 的情况下，有效期为 10～14 天，潮湿多雨季节应缩短天数。经证实能阻挡微生物渗入的一次性无纺布或纸塑包装材料的无菌包有效期可达半年以上。过期或包布受潮、破损时均应重新灭菌。

5. 灭菌后的无菌包应放入洁净区的橱柜或货架上。橱柜或货架应不易吸潮，易于清洁和消毒。灭菌包应距地面 20cm，距天花板 50cm，离墙远于 5cm。物品应按失效日期的先后顺序分类放置，专室专用，专人负责，限制无关人员出入。

第二节 外科手消毒

外科手术治疗的基本技术之一就是无菌技术，无菌技术同时也是预防手术感染的关键环节之一。因此，手术部（室）护士必须掌握最基本的护理技术操作，如外科手消毒。外科手消毒是指医务人员在外科手术前用抗菌液和流动水洗手，再用手消毒剂清除或杀灭手部暂居菌、减少常居菌的过程。基本做到无接触戴手套，正确穿、脱无菌手术衣，手术患者皮肤黏膜消毒与手术铺巾等。

一、外科手消毒的基本概念

1. 外科手消毒　指用消毒剂清除或杀灭手部暂居菌和减少常居菌的

过程。

2. 常居菌　也称固有性细菌，能从大部分人的皮肤上分离出来的微生物，是皮肤上持久的微生物。这种微生物是寄居在皮肤上持久的、固有的寄居者，不易被机械的摩擦清除，如凝固酶阴性葡萄球菌、棒状杆菌类、丙酸菌属、不动杆菌属等。

3. 暂居菌　也称污染菌或过客菌丛，寄居在皮肤表层，是常规洗手很容易被清除的微生物。接触患者或被污染的物体表面可获得，通过手部接触极易传播。

4. 手消毒剂　指用来减少手部皮肤细菌，包括暂居菌和部分常居菌数量的抗微生物物质，如乙醇、氯己定、碘伏等。

5. 速干手消毒剂　指含有乙醇和护肤成分，应用于手部，可减少细菌污染量的消毒剂。

6. 免洗手消毒剂　指取适量消毒液揉搓手部及前臂直至干燥，而不需要用水即可达到消毒目的的一种消毒剂。

二、外科手消毒的目的

1. 清除指甲、手、前臂、上臂下 1/3 的污物及暂居菌。

2. 将常居菌减少到最低的程度。

3. 抑制微生物的快速再生。

三、六步洗手法

六步洗手法用于医务人员的无菌操作前后、穿脱隔离衣前后、取手套后、处理清洁或无菌物品前、处理污染物后，用抗菌液和流动水洗手，去除手部皮肤污垢、碎屑和部分致病菌的过程。

操作前应着装规范，剪短指甲，去掉手部饰品。消毒液要适量，并且涂抹均匀。

第一步：掌心相对，手指并拢。

第二步：掌心对手背；注意清洁到手指根部。

第三步：掌心相对，手指交叉。

第四步：弯曲手指关节，双手相扣；注意关节部位皮肤皱褶处。

第五步：一手握另一手大拇指，拇指关节皱褶皮肤处注意清洁；掌心包住拇指，力度以能旋转搓洗为度。

第六步：一手指尖在另一手掌心旋转揉搓。

注意事项：①整个操作至少持续 15 秒；②注意手部皱褶处皮肤的清洁；③使用无接触流动水冲洗；④冲洗双手时，注意不要溅湿衣裤。

四、外科手消毒操作步骤

1. 按六步洗手法清洁双手、前臂和上臂下 1/3，用流动水冲洗。

2. 取无菌刷压取 1~2 泵（3~5ml）手消毒液，由指尖至上臂下 1/3 处，按三节六面充分刷洗双手各面（第一节：指尖到腕关节；第二节：腕关节到前臂 2/3 处；第三节：前臂 2/3 处到上臂下 1/3 处。六面为指尖、掌面、背面、大鱼际侧、指缝及指蹼、小鱼际侧，加强 1 个面为指间关节面）。刷洗时间共计 3 分钟。

3. 待手上的水稍滴干，第一次压取 1~2 泵（3~5ml）手消毒液按三节六面进行揉搓，第二次再取 1 泵消毒液加强揉搓第一节，不再用水冲洗。

4. 待消毒液稍干后，两手指尖相对朝上，悬空于胸前，进入手术间。

五、外科手消毒注意事项

1. 冲洗双手时，避免水溅湿衣裤，一旦溅湿衣裤应立即更换。

2. 冲洗时，手向上、肘关节向下，手不要触及周围物品。

3. 无菌刷一用一消毒，用后放于指定的容器中。

4. 刷手时，每节开始应覆盖上节，刷完后用流动水冲净。

5. 第一次取消毒液揉搓时，范围应小于刷洗范围。

6. 根据手消毒液所推荐时间决定揉搓时间。

第三节 穿、脱无菌手术衣规范

常用的无菌手术衣有两种：一种是对开式无菌手术衣，另外一种是全包式（遮盖式）无菌手术衣。这两种手术衣的穿法各不相同，无菌范围也不相同。

一、穿对开式无菌手术衣的方法

1. 器械台上取用折叠好的无菌手术衣，选择较宽敞的空间，手持衣领抖开，面向无菌区。注意勿使手术衣触碰到周围人员、物品或地面。

2. 两手持手术衣衣领两角，衣袖向前将手术衣展开，使手术衣的内侧面面对自己。

3. 将手术衣向上轻轻抛起，双手顺势向前平行插入袖中，两臂前伸，不可高举过肩，也不可向左右张开，以免污染。

4. 巡回护士在穿衣者背后抓住衣领内面，协助穿衣者系上衣领后带。

5. 穿衣者双手交叉，身体略向前倾，用手指夹住腰带并递向后方，由巡回护士接住并系好。穿好手术衣后，双手应举在胸前，上不过锁骨，下不过脐部，左右不过腋前线（图 5-1）。

二、穿全包式（遮盖式）无菌手术衣的方法

1. 手消毒后，取手术衣，将衣领提起抖开露出袖口。

2. 将手术衣轻轻向上抛起，同时顺势将双手和前臂平行向前伸入衣

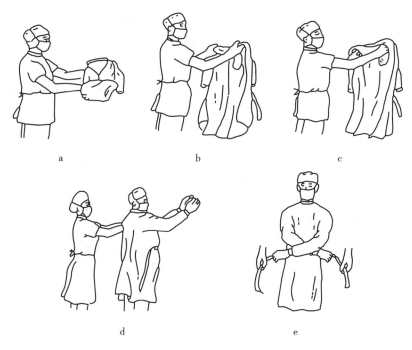

图 5-1　穿对开式无菌手术衣的方法

袖内。

3. 巡回护士在其身后系好颈部、背部内侧系带。

4. 无接触式戴无菌手套。

5. 戴无菌手套后将前面的腰带松结递给已戴好手套的手术医师或护士，也可用无菌手套纸包好交给巡回护士，或由巡回护士用无菌持物钳夹持腰带，穿衣者在原地旋转一周后，接无菌腰带自行系于腰间。

6. 无菌区域为肩以下、脐以上的胸前区域，双手、前臂、左右在腋前线内的区域。手术衣后背为相对无菌区（图 5-2）。

三、脱无菌手术衣的方法

1. 两人脱衣法　对开式无菌手术衣由巡回护士松解后背系带及腰带后，面对脱衣者，握住衣领脱去手术衣，再自行脱去手套。全包式（遮盖式）无菌手术衣由穿衣者先自行松解腰部无菌系带，再由巡回护士在其身后松解颈部、背部系带后，面对脱衣者，握住衣领脱去手术衣，最后自行脱去手套。

2. 个人脱衣法　由他人松解各个系带后，脱衣者左手抓住右肩手术衣外面，自上拉下，使衣袖由里向外翻，同法拉下左肩，脱掉手术衣，并使手术

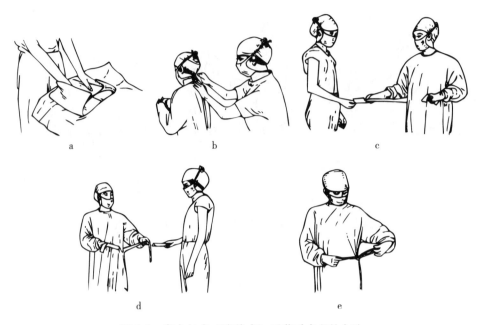

图 5-2　穿全包式（遮盖式）无菌手术衣的方法

衣里外翻，保护手臂及洗手衣裤不被手术衣外面污染。

四、注意事项

1. 穿手术衣必须在手术间里面向无菌区进行，四周应有足够的空间。

2. 穿衣时，手术衣不得接触地面、周围的人或物。若不慎接触，应立即更换。巡回护士向后拉衣领、衣袖时，双手均不可接触手术衣外面。

3. 无接触式戴手套时，穿衣者双手不得伸出袖口。

4. 穿全包式（遮盖式）手术衣时，穿衣人员必须戴好手套，方可接触腰带。

5. 穿好手术衣、戴好手套后，双手应互握并置于胸前。

6. 脱手术衣时，应先脱手术衣再脱手套，避免将双手污染。

7. 若有连台手术，则应重新进行手部消毒，然后再穿无菌手术衣。

第四节　戴无菌手套规范

　　手的外科消毒仅能去除、杀灭皮肤表面的暂居菌，对常居菌基本无效。在手术过程中由于手部的活动，皮肤深部的常居菌会随手术者汗液带到手部表面，因此，参加手术的人员必须戴无菌手套。传统戴无菌手套的方法是用消毒手直接拿取灭菌手套的翻折边，这存在两点不足：一是在戴手套的过程中，必须要明确灭菌手套的哪些部位被消毒手接触过，操作者依从性较差，污染的可能性较大；二是翻转难度大，手套的翻折边（消毒手接触过）压住灭菌手术衣袖口时，袖口有被污染的可能，且在手术过程中手套易下滑，露出手术衣袖口。而无接触戴手套法则避免了这些问题。

一、个人无接触式戴手套法

1. 取无菌手术衣，双手平行向前同时伸进袖内，手不出袖口。

2. 隔着衣袖取无菌手套放于另一只手的袖口处，手套的手指向上、向前，注意与各手指相对（图 5-3a）。

3. 放有手套的手隔着衣袖将手套的侧翻折边抓住，另一只手隔着衣袖拿另一侧翻折边将手套翻于袖口上，手迅速伸入手套内（图 5-3b、c）。

4. 再用已戴手套的手同法戴另一只手套。

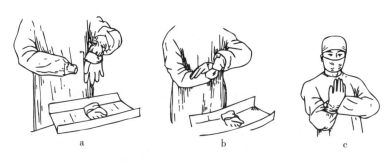

图 5-3　个人无接触式戴手套法

二、协助术者戴手套法

1. 器械护士自行戴无菌手套后，取一只手套，将双手手指（拇指除外）插入手套翻折边外面的两侧，四指用力稍向外拉开，手套拇指朝向术者，其余四指朝下，呈八字形，扩大手套入口，有利于术者穿戴。

2. 术者同一侧手对准手套，五指向下，拇指朝向术者自己，器械护士向上提，并翻转手套翻折边压住术者手术衣袖口。

3. 同法戴另一只手套。

三、注意事项

1. 持手套时，手稍向前伸，不要紧贴手术衣。

2. 戴手套时，未戴手套的手缩于衣袖内，隔着衣袖接触手套，手不可直接接触手套，尤其是戴第一只手套时应特别注意。

3. 戴手套时，将翻折边的手套口翻转压住袖口，不可将腕部裸露。翻转时，戴手套的手指不可触及皮肤，未戴手套的手不可接触手套和手术衣。

4. 手术开始前，若是有粉手套，应用生理盐水冲净手套上的滑石粉。

5. 协助术者戴手套时，器械护士应戴好手套，并避免接触术者皮肤。术者未戴手套的手不能接触手套的外面，已戴手套的手不能接触未戴手套的手和非无菌物品。

6. 手术过程中，若发现无菌手套有破损或被污染应立即更换。

第五节　铺无菌巾规范

手术野铺无菌巾主要是为了遮盖手术患者除手术切口以外的其他部位，创造手术切口周围一个较大范围的无菌区域，防止细菌进入切口，减少手术中的污染。

一、铺无菌巾法

依据手术部位的不同，铺无菌巾法而不同，具体操作见表5-1。

表5-1　铺无菌巾法

手术部位	铺巾方法	图示
开颅手术	(1) 中单对折，加一块治疗巾，铺置于患者头枕部下 (2) 切口周围铺4块治疗巾。切口上方铺中单一块，下面铺中单2~3块，并遮盖手术托盘 (3) 铺大腹被1块，其孔对准手术切口，但须遮盖手术托盘 (4) 治疗巾1块横折，用2把巾钳固定于托盘左右两侧做成收集袋或用专用无菌收集袋 (5) 用三角针4号线将治疗巾交叉点处固定于头皮上 (6) 手术切口周围粘贴切口保护贴膜	 a b c

手术部位	铺巾方法	图示
耳、鼻、喉、眼部手术	(1) 两块治疗巾横折 1/4，置于患者头枕部下，用上面一块包裹头部，以巾钳固定 (2) 于患者头面部左、右交叉各铺治疗巾 1 块 (3) 额部（齐眉处）铺治疗巾 1 块，盖住头以上部分，露出手术切口，于治疗巾交叉点处，用巾钳固定 (4) 面部左、右交叉各铺中单 1 块 (5) 额部横置中单 1 块，尾端于胸部交叉固定 (6) 耳、鼻、喉部手术，铺大腹被 1 块，其孔中心对准手术部位。眼科铺大孔巾 1 块	
颈部手术	(1) 治疗巾或大纱布 2 块卷成团状，塞于颈部两侧 (2) 治疗巾 2 块重叠压于头部托盘下，一块自然下垂，一块向上翻转并盖住托盘，治疗巾 3 块铺于手术切口左、右侧及下侧，并用 4 把巾钳固定 (3) 头部托盘、胸部、腹部各横铺中单 1 块 (4) 器械托盘横铺 1 块中单或单独套上双层台套后，再铺中单 1 块 (5) 沿切口铺大腹被以遮盖两托盘	 a b c

续 表

手术部位	铺巾方法	图示
乳房手术	(1) 对折中单纵铺于患侧胸外侧及肩部以下，盖住手术台 (2) 从内向外各横铺 1 块中单在手术台上 (3) 用治疗巾将肘关节以下的手背包裹，用无菌绷带缠绕 (4) 于手术切口四周铺治疗巾 4 块，用 4 把巾钳固定切口巾 (5) 于头部、腹部、器械托盘上各横铺 1 块中单 (6) 牵开腹被，患侧上肢从孔内穿出	a b c
腹部手术	(1) 消毒后器械护士传递第 1 块治疗巾，折边面向自己，手术者铺于切口对侧 (2) 第 2 块治疗巾铺盖切口会阴侧 (3) 第 3 块治疗巾铺盖切口头侧 (4) 第 4 块治疗巾铺盖切口近侧 (5) 头部、腹部、器械托盘上各横铺 1 块中单。器械托盘也可独立铺单，先套上无菌双层台套，再铺中单 1 块，手术野铺单完成后，将器械托盘移至手术台适当处 (6) 对准手术切口铺腹被 (提示：肋缘下斜切口时可先在手术侧肋缘下铺 1 块对折中单)	a b

续　表

手术部位	铺巾方法	图示
		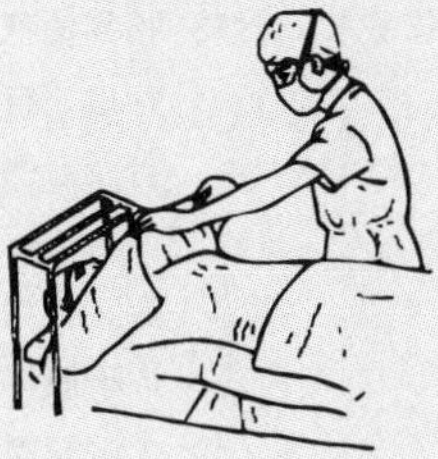 c 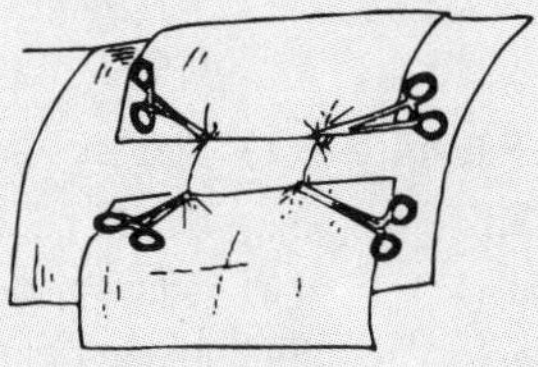 d 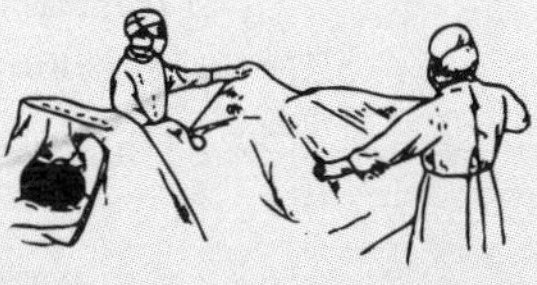 e
上肢手术	（1）上肢抬高消毒后，自腋窝向下纵铺1对折中单于上肢手术台上 （2）再从内向外横铺1块中单 （3）四折治疗巾环绕充气止血带，并用巾钳固定 （4）切口以下用治疗巾包裹后用无菌绷带缠绕 （5）在患肢根部上、下交叉各铺盖中单1块 （6）胸、腹部各横铺中单1块	 a b

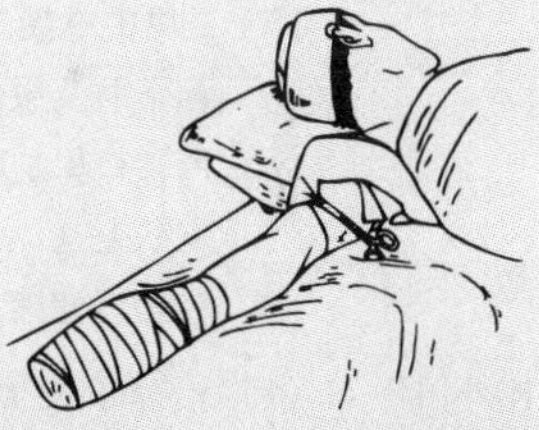

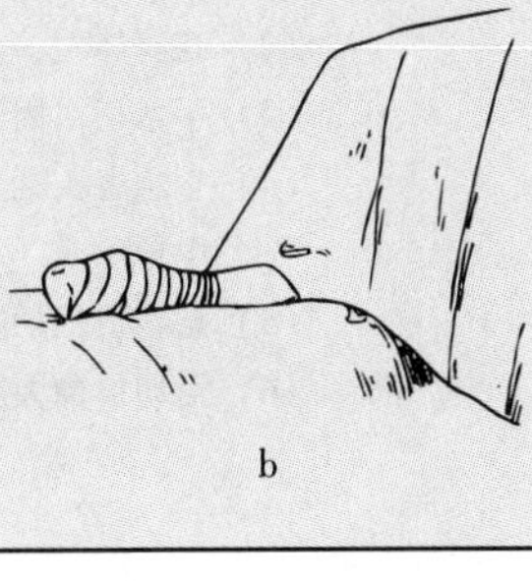

续 表

手术部位	铺巾方法	图示
下肢手术	(1) 抬高消毒好的下肢，于会阴部塞 1 块团状治疗巾，自臀部向下横铺 2~3 块中单盖住手术台及对侧下肢 (2) 四折治疗巾环绕充气止血带上方，用巾钳固定，再用双折中单或无菌台套纵向包裹切口以下肢体，并用无菌绷带缠绕 (3) 大腿至腹部以上横铺大单 1 块 (4) 牵开大腹被，患肢从孔中穿出（或铺一次性 U 形单）	
下肢牵引复位手术	(1) 消毒后，中单对折铺于患侧下肢下方的牵引床钢架上，使其保持无菌 (2) 中单对折铺于患侧臀部下方 (3) 股骨颈上段骨折者，应铺 4 块治疗巾；股骨中下段骨折者，应用治疗巾 1 块围于大腿根部 (4) 对折 1 块中单包裹小腿，用无菌绷带缠好 (5) 1 块中单展开并斜铺于大腿根部，遮盖会阴部及切口上方近侧 (6) 1 块中单展开并横铺于下腹部（或切口上方近侧） (7) 1 块中单展开，穿过患侧下肢下方，遮盖对侧下肢及患侧下肢下方的牵引床钢架 (8) 用切口保护贴膜 2~3 块粘贴于暴露的手术区皮肤上 (9) 在切口处铺大腹被，覆盖于患侧下肢上	 a b
体外循环	(1) 治疗巾或大纱布 2 块卷成团状，塞于颈部两侧 (2) 在身体左、右腋中线下各塞 1 块对折中单 (3) 手术切口周围铺 4 块治疗巾 (4) 于患者头端、腹部、器械托盘上各横铺 1 块中单 (5) 贴切口保护贴膜，固定切口巾 (6) 沿切口铺大胸被以遮盖托盘	 a b

续　表

手术部位	铺巾方法	图示
俯卧位、侧卧位手术	（1）在左、右腋中线下各塞 1 块对折中单 （2）铺 4 块治疗巾 （3）于头端交叉铺 2 块中单，盖住头架及支手架 （4）于腹部、托盘上各铺 1 块中单，贴切口保护贴膜，并固定治疗巾 （5）对准手术切口铺大腹被	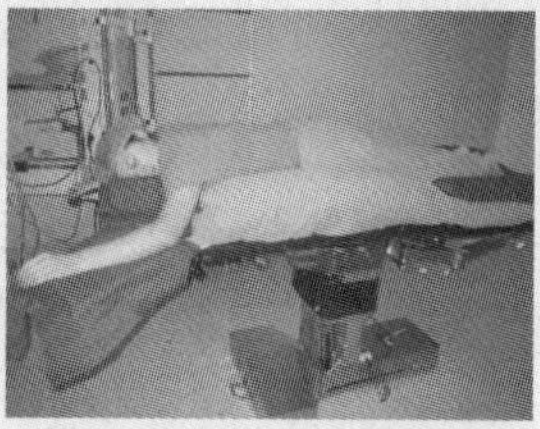 a 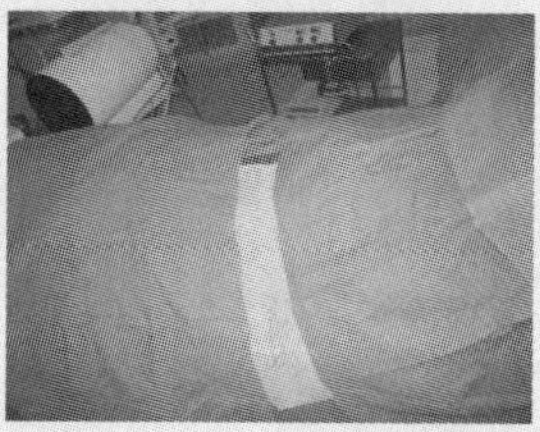 b 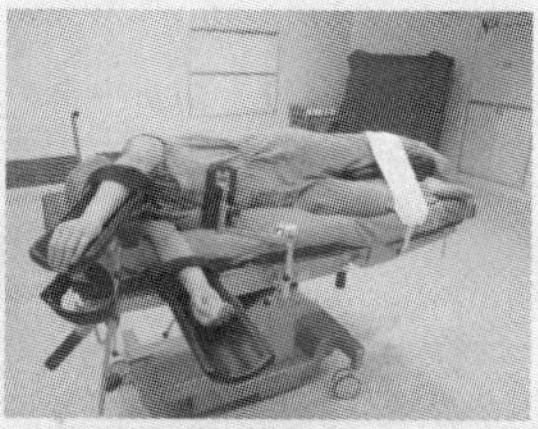 c 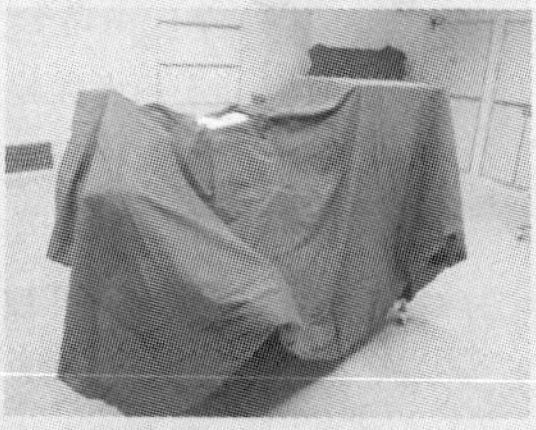 d

续　表

手术部位	铺巾方法	图示
食管中段癌根治手术	（1）2 块治疗巾做成团状塞于颈部左、右两侧 （2）左、右侧胸、腹各铺 1 块对折中单 （3）治疗巾 9 块铺于颈部、胸部、腹部切口周围 （4）颈部、胸部、腹部各切口间，头部，下肢各横铺中单 1 块，并遮盖器械托盘 （5）对准胸、腹部切口铺大胸被，并贴手术切口薄膜	 a b
膀胱截石位手术	（1）对折中单 1 块，加 1 块治疗巾置于患者臀部下方 （2）治疗巾 4 块铺于下腹部手术切口周围，3 块铺于会阴部（耻骨上与会阴两切口之间共用 1 块四折治疗巾），巾钳 6 把固定切口巾 （3）患者左、右大腿上各铺对折中单 1 块 （4）2 块中单分别从左、右大腿根部向下纵向铺于患者大腿上 （5）大腿根部加铺中单 1 块 （6）腹部切口及托盘上方各横铺中单 1 块。器械托盘也可独立铺单：先套上无菌双层枕套，再铺中单 1 块，手术野铺单完成后，将器械托盘移至手术台适当处 （7）对准下腹部切口铺大腹被，上端向头侧展开，下端向下展开至大腿根部	

续　表

手术部位	铺巾方法	图示
坐位手术	（1）中单 1 块对折加治疗巾 1 块置于患侧肩部与病床之间，使其自然下垂，遮盖于手术床上 （2）治疗巾 4 块，盖住切口四周 （3）中单 1 块对折并盖住托盘 （4）其他同开颅手术铺巾法	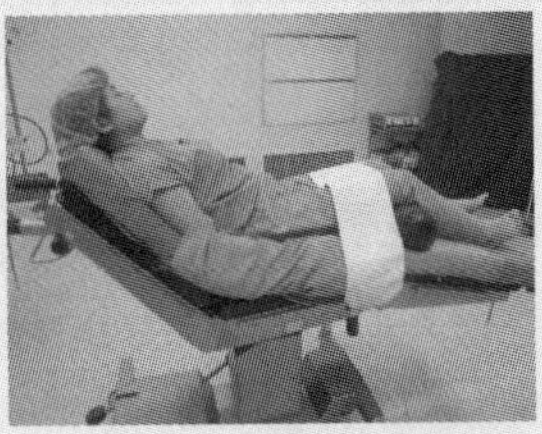 a 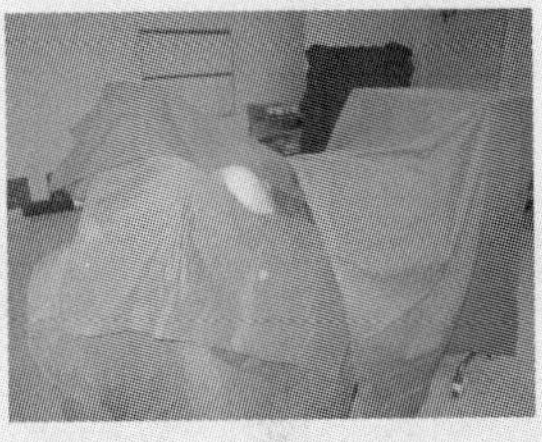 b
跪位手术	（1）C 形臂两侧各铺对折中单 1 块，巾钳固定 （2）中单 2 块对折铺于患者身体两侧 （3）治疗巾 4 块，盖住切口四周 （4）1 块中单展开横铺于患者头侧 （5）对准切口铺大腹被（下缘 2/3 折叠搭在大器械台上，防止器械滑落）	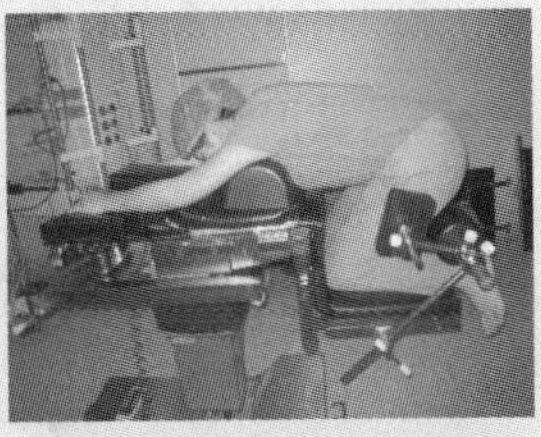 a 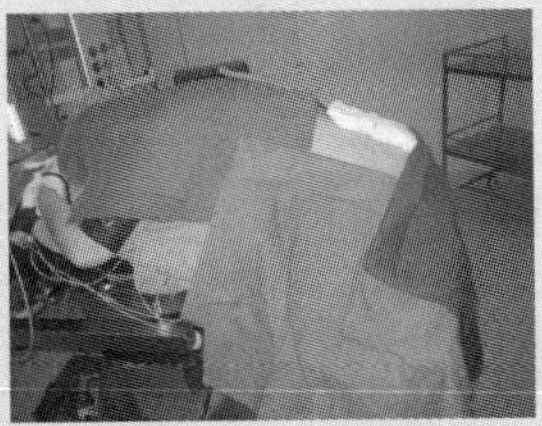 b

续　表

手术部位	铺巾方法	图示
折刀位手术	（1）铺单前于臀部两侧分别用宽胶布拉开肛周切口，固定于双侧床边，并用切口保护贴膜贴于胶布上防止消毒液浸湿胶布以灼伤皮肤 （2）中单2块对折铺于患者肛周切口两侧 （3）治疗巾2块对折铺于切口上、下侧，巾钳固定 （4）对准切口铺大腹被 （5）术中如若转换平卧位铺单法同腹部手术	 a b

二、注意事项

1. 铺无菌布单时，距离切口2～3cm处落下，悬垂至手术床缘下30cm以上，应保证切口周围至少四层。

2. 根据手术的需要选择不同的布单。因一般铺巾为普通织物，有透水性且易通过细菌，使手术切口未能与周围皮肤严密分离，故在临床上可用无菌切口保护贴膜粘贴于手术区或选择防水的巾单。

3. 无菌巾一旦铺下，不要移动。必须移动时，只能由切口区内向切口区外移动，不得由外向内移动。

4. 铺单时，双手只接触手术单的边角部，应避免接触手术切口周围的无菌手术单部分。

5. 铺中单、腹被、胸被时，要手握单角向内翻卷并遮住手背，以防手碰到周围非无菌物品（如麻醉架、输液管等）而被污染。

第六节　手术部位皮肤消毒规范

任何手术的进行均要通过皮肤或黏膜，而皮肤表面常有各种微生物存在，包括暂居菌群和常居菌群，尤其是当手术前备皮不慎损伤皮肤时，更容易造成暂居菌寄居繁殖，成为术后切口感染的危险因素之一。手术患者皮肤黏膜消毒的目的在于消灭手术切口处及其周围皮肤上的暂居菌，最大限度地杀灭或减少常居菌，防止细菌进入伤口而导致术后感染。因此，手术患者皮肤黏膜消毒便成为手术前的一个重要环节。

一、消毒液选择

由于手术患者年龄和手术部位不同，手术野皮肤消毒所用的消毒剂种类也不同。

1. 婴幼儿皮肤消毒　婴幼儿皮肤柔嫩，一般用75%酒精或0.5%活力碘消毒。

2. 普通外科、脑外科、骨外科、心胸外科手术区皮肤消毒　宜用1%活力碘（有效碘浓度为1%）消毒3遍，无需脱碘。

3. 会阴部手术消毒　会阴部皮肤黏膜消毒宜用0.5%活力碘消毒3遍。

4. 五官科手术消毒　面部皮肤消毒宜用75%酒精消毒3遍，口腔黏膜、鼻腔黏膜消毒宜用0.5%活力碘。

5. 供皮区的皮肤消毒　用75%酒精涂擦3遍。

6. 受损皮肤的消毒　烧伤和新鲜创伤的清创，用无菌生理盐水反复冲洗，至创面清洁时拭干。烧伤创面按其深度处理。创伤伤口用3%过氧化氢和0.5%活力碘消毒，外周皮肤按常规消毒。创伤较重者在缝合伤口前，还须重新消毒铺巾。

二、手术野皮肤消毒范围

依据不同的术式，皮肤消毒的各异，手术野皮肤消毒范围见表5-2。

表5-2　手术野皮肤消毒范围

手术部位	消毒范围	图示
头部	头部及前额	
口、颊面部	面、唇及颈部	

续　表

手术部位		消毒范围	图示
耳部		患侧头、面颊及颈部	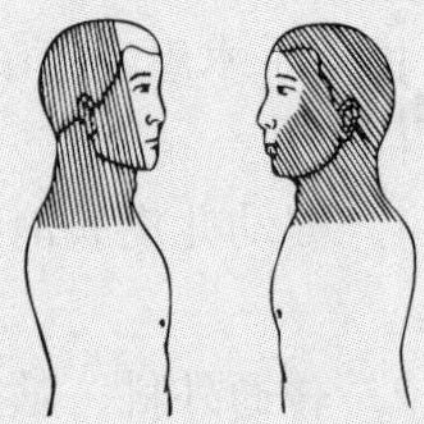
颈部	颈前部	上至下唇，下至乳头，两侧至斜方肌前缘	
	颈椎	上至颅顶，下至两腋窝连线。若取髂骨，上至颅顶，下至大腿上 1/3，两侧至腋中线	
锁骨部		上至颈部上缘，下至上臂上 1/3 处和乳头上缘，两侧过腋中线	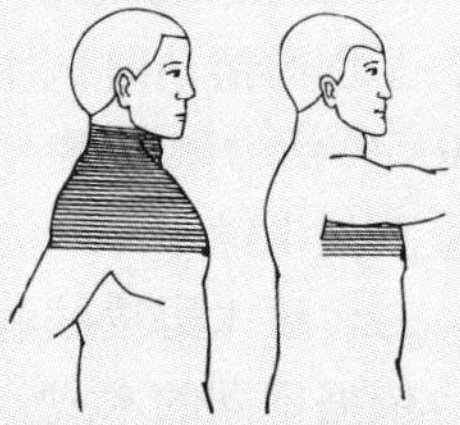
胸部	侧卧位	前后过中线，上至锁骨及上臂上 1/3，下过肋缘	
	仰卧位	前后过腋中线，上至锁骨及上臂，下过脐平行线	
乳腺		前至对侧锁骨中线，后至腋后线，上过锁骨及上臂，下过脐平行线	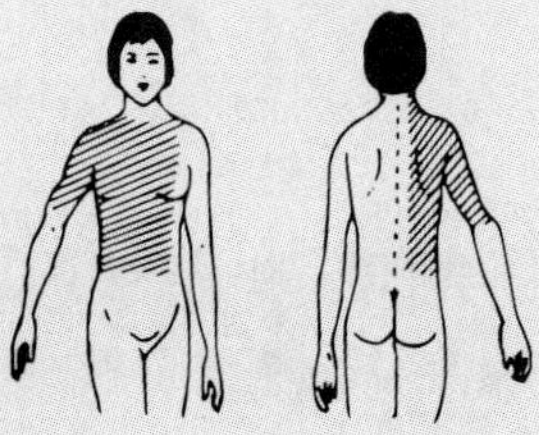

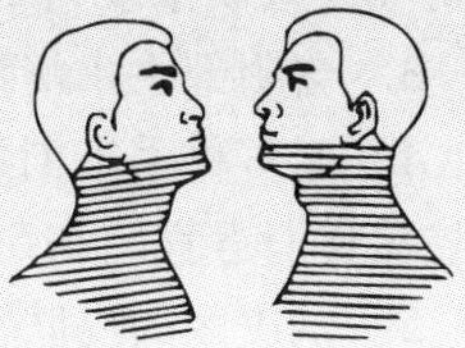

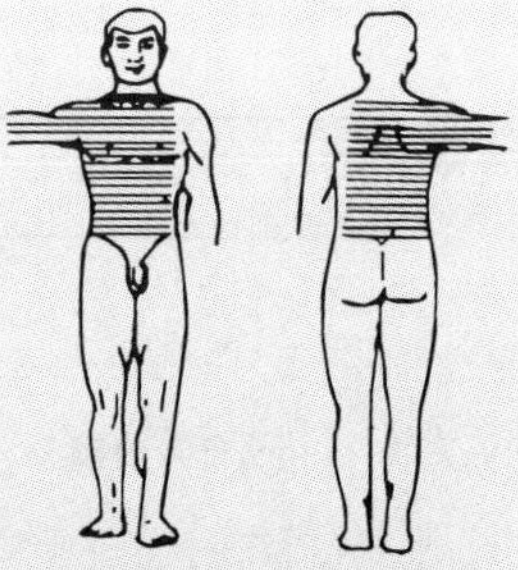

续　表

手术部位	消毒范围	图示
腹部 上腹部	上至乳头，下至耻骨联合，两侧至腋中线	
下腹部	上至剑突，下至大腿上 1/3，两侧至腋中线	
腹股沟区及阴囊部	上至脐平行线，下至大腿上 1/3，两侧至腋中线	
胸椎	上至肩部，下至髂嵴连线，两侧至腋中线	

续　表

手术部位	消毒范围	图示
腰椎	上至两侧腋窝连线，下过臀部，两侧至腋中线	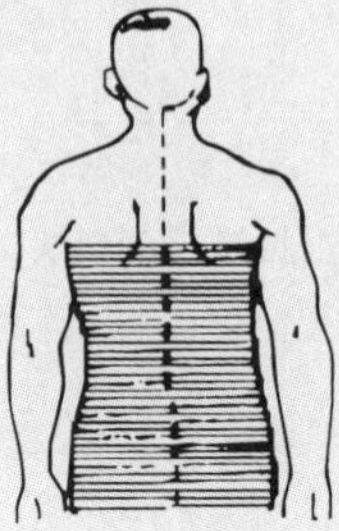
肾	前后过腋中线，上至腋窝，下至腹股沟	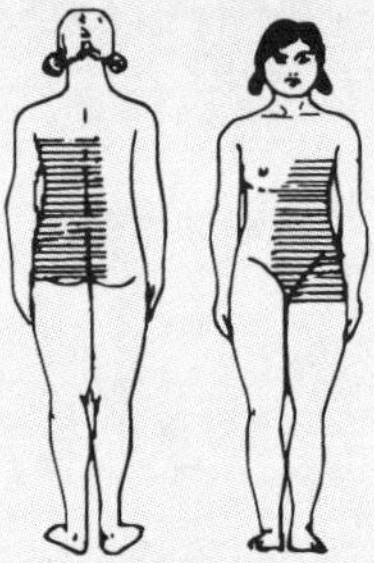
会阴部	耻骨联合、肛门周围、臀部、大腿上 1/3 内侧	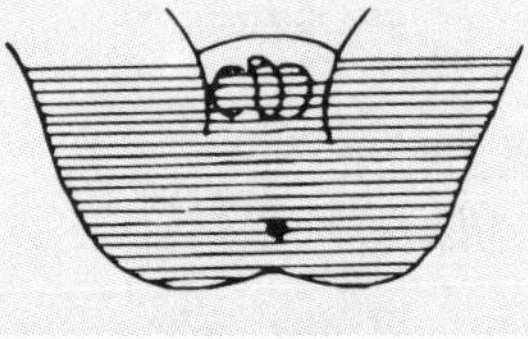
髋关节	前后过正中线，上至剑突，下过膝关节，周围消毒	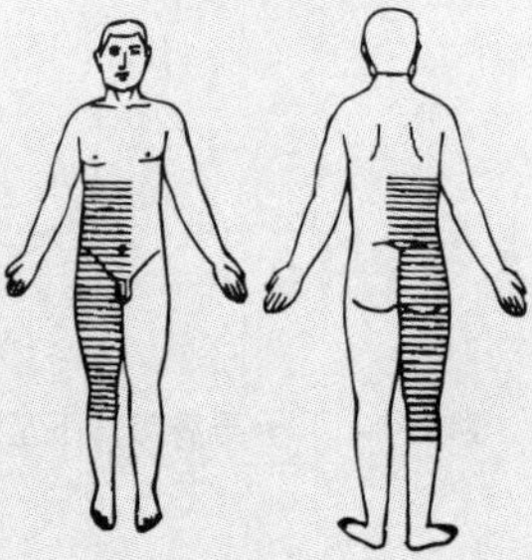

续　表

手术部位	消毒范围	图示
四肢	周围消毒，上、下各超过一个关节	a b

三、注意事项

1. 充分暴露消毒区。尽量将患者衣裤脱去，以免影响消毒效果。

2. 使用碘酊消毒，待碘酊干后方可脱碘，否则，可能会影响杀菌效果。

3. 消毒顺序以切口为中心，由内向外、从上到下。若为感染伤口或肛门区消毒，则应由外向内。已接触边缘的消毒纱球，不得返回中央涂擦。

4. 消毒范围以切口为中心向外20cm。

5. 使用消毒液擦拭皮肤时，须稍用力涂擦。

6. 消毒液不可过多，以免消毒时药液流向患者其他部位造成皮肤、黏膜烧伤。

7. 皮肤消毒时应至少使用两把消毒钳，消毒钳使用后不可放回无菌器械台。

8. 在消毒过程中，消毒者双手不可接触手术区和其他物品。

9. 若消毒过程中床单明显浸湿，则应更换或加铺一层干的布单后再铺无菌巾，以免造成手术中皮肤损伤。

10. 应注意脐部、腋下、会阴等皮肤皱褶处的消毒。

第七节　手术体位安置规范

任何手术的成功都需要一个显露清晰的手术视野。清晰显露手术视野除良好的麻醉外，还有赖于一个适合手术者操作、尽可能使患者舒适的手术体位。手术体位由患者的姿势、体位垫的使用、手术床的操作三个部分组成。不同的手术常需要不同的手术体位，同一手术体位又适用于多种手术。常见的手术体位包括仰卧位、俯卧位、侧卧位、膀胱截石位、坐位等。

一、手术体位的安置原则

1. 使患者安全舒适　骨隆突处衬软垫，以防压疮。在摩擦较大的部位衬以海绵垫、油纱或防压疮垫，以减小剪切力。

2. 充分暴露手术野　手术体位安置后，约束牢固，防止术中移位而影响手术。良好的手术体位不仅要充分暴露手术野，而且还须方便手术操作，避免损伤和缩短手术时间。

3. 不影响患者呼吸　俯卧位时应在胸、腹部下放置枕垫，枕垫间需留一定空间，使呼吸运动不受限，确保呼吸道畅通。

4. 不影响患者血液循环　患者处于侧卧或俯卧时，可导致回心血量下降，因此，安置手术体位时应保持静脉血液回流良好，避免外周血管和血液回流受阻。同时肢体固定时要加衬垫，不可过紧。

5. 不压迫患者外周神经　上肢外展不得超过 90°，以免损伤臂丛神经。保护下肢腓总神经，防止受压。俯卧位时小腿应垫高，使足尖自然下垂。

6. 不过度牵拉患者肌肉骨骼　保持患者功能位。麻醉后患者肌肉缺乏反射性保护，若长时间颈伸仰卧位或颈部过度后仰，可能会导致颈部疼痛。不可过度牵引四肢，以防脱位或骨折。

7. 防止发生体位性并发症　安置体位时，应告知麻醉医师做好相应准备。移位时应动作轻缓，用力协调一致，防止直立性低血压或血压骤然升高、颈椎脱位等严重意外的发生。

二、常见的手术体位垫及其规格

常见体位垫可分为软垫或海绵垫、沙袋（硅胶颗粒、糠壳袋等）、各种约束带等，根据不同手术、患者年龄、身体状况等可选择不同的体位垫。

1. 体位垫规格

翻身枕（体位垫）：长 56cm，宽 36cm，厚 10cm。

大软枕：长 56cm，宽 36cm，厚 6cm。

中软枕：长 48cm，宽 12cm，厚 6cm。

小软枕（甲状腺垫）：长 38cm，宽 12cm，厚 5cm。

头圈：外直径 23cm，内直径 7cm。

脾垫：长 40cm，宽 24cm，厚 10cm。

2. 沙袋规格　沙袋基本有三种规格，见图 5-4、图 5-5、图 5-6（单位：cm）。

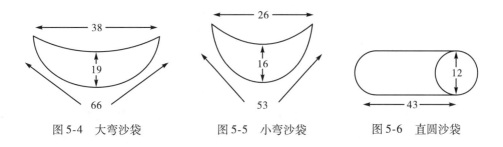

图 5-4　大弯沙袋　　　　　图 5-5　小弯沙袋　　　　　图 5-6　直圆沙袋

3. 约束带　约束带长 200cm，宽 7cm，尼龙搭扣长 30cm，宽 5cm。用棉布、尼龙搭扣缝制而成。

4. 凝胶垫、硅胶颗粒垫、成形体位垫。

三、常见的手术体位安置方法

常见手术体位都是由标准手术体位演变而来，标准手术体位包括仰卧位、侧卧位、俯卧位。因此，在临床工作中，手术护士应熟练掌握标准体位安置方法及原理，并能灵活应用，以满足各种手术对体位的要求。下面将介绍几种常见手术体位的安置方法。

1. 仰卧位　标准仰卧位是患者仰卧于手术床上，调节手术床头板、背板、腿板，形如人体的自然生理弯曲，尽可能扩大患者与手术床的接触面积，上肢外展不得超过 90°，呈拥抱姿势。若上肢不需外展，则将其以中单包绕并固定于体侧，也可安装护手板，以利于保护上肢及各种管道。下肢约束带固定于患者膝关节上方 3～5cm，松紧度以能顺利通过成人手指为准。

（1）颅脑手术：患者按仰卧位常规安置。施行麻醉后，安装神经外科头架，用消毒头钉或头托固定头部，托盘放于头端，若头部侧偏大于 45°，须在一侧肩部下方垫一个薄软垫。其他同标准仰卧位。

（2）眼科手术：枕部垫一海绵或凝胶头圈。婴幼儿须在肩下垫一个宽约 6cm 软垫，颈下放软垫作适度支撑，不可悬空，使其头颈后仰，保持呼吸道通畅。其他同标准仰卧位。

（3）乳突手术：枕部垫一海绵或凝胶头圈，头部转向一侧，患耳向上，肩胛部下方垫一小软垫，颈下放软垫作适度支撑，不可悬空。其他同标准仰卧位。

2. 颈部手术

（1）枕部垫一个头圈，肩下垫一个软垫，软垫上缘与肩平齐。

（2）颈下垫一个长圆形小软垫，以增加舒适度。

（3）调节手术床：先将手术床背板抬高45°，再调节整个手术床使得头低足高，然后降腿板（15°~20°），最后将头板降低，使颈伸直，头后仰。

（4）手术托盘置于头端，位于下颌上方约5cm。

（5）皮肤消毒前，须用清洁治疗巾包裹头部或戴手术帽。

（6）约束带固定于患者膝关节上3~5cm，松紧度以能顺利通过成人手指为准。

3. 胸部手术

（1）纵劈胸骨行纵隔或心脏手术：背部纵向垫一个小软垫，两侧腰部分别垫一小弯沙袋，以稳妥固定体位，双手臂置于身旁或外展置于搁手板上。

（2）前外侧切口行二尖瓣交界手术或心包手术：左背部垫一小软垫，左侧肘部屈曲，手臂上举，用腕带固定于头架上，右手置于身旁或外展于搁手板上。

（3）乳房手术：患侧肩部下方垫一个中长软垫，患侧床旁置一个手部手术桌，其上可置一个软枕，上臂外展置于软垫上，健侧上肢置于体侧。

4. 腹部手术

（1）一般腹部手术：患者仰卧，手臂自然置于体侧并安装护手板，或按需要外展固定于搁手板上，双膝下垫一个小软垫或调节手术床各部位的角度，要求与人体自然生理弯曲一致。

（2）肝癌切除、分流术：可于右背部肋下相应区域垫一个小软垫，使患侧抬高约15°，缝合腹膜前取出软垫。脾切除术、脾肾静脉分流术，可于左背部肋下相应区域垫一个沙袋，其他同标准仰卧位。

5. 四肢手术

（1）上肢手术：患者仰卧位，健侧上肢置于体侧并用护手板保护，约束带固定下肢。患肢外展置于手外科手术台上。

（2）下肢牵引复位手术：在健侧上肢建立静脉通道。

1）体位备物：进口手术床，牵引床架，进口头架，腕带，搁手板，一只厚棉袜。

2）步骤：患者仰卧于手术床上，患侧足穿厚棉袜，待麻醉后卸下手术床腿板，安装好牵引床架，患者下移，用清洁的棉垫或专用凝胶垫环绕包裹会阴部圆形挡柱，防止会阴部压伤，并妥善固定好尿管，将患侧足固定于牵引床鞋套内。健侧手外展，患侧手内屈并固定于头架腕带上。

6. 食管中上段癌手术　即左颈部、右胸部、腹部正中切口（俗称"麻花位"）。

在患者头端加放一托盘，静脉通道建立在右上肢，右上肢安放搁手板并抬高 30°～45°，左上肢固定于体侧，护手板固定保护，头部垫一个头圈并偏向右侧，右背部垫一个软垫并抬高 30°。

7. 膀胱截石位

（1）患者仰卧，两腿分开，穿上腿套，臀部下移至手术床的腿板下折处，臀下垫一小弯沙袋或中号软垫抬高，以便显露手术部位。

（2）两腿放置于托腿架上，重力支撑位于小腿腓肠肌，约束固定，防止压伤、拉伤腓总神经，或用专用支架搁置双足。两腿适度外展，两腿夹角小于 100°，以防损伤内收肌。

（3）安置搁物挡板，便于会阴部手术物品的放置。

（4）将手术床调至头低足高位约 15°。

（5）托盘放于右小腿上方。

四、常见的手术体位并发症及其预防

1. 常见体位并发症　主要有压疮和意外伤害。

2. 预防　应做好"一评四防"。"一评"，即术前认真检查评估患者皮肤、全身状况；"四防"，即防坠床、防压疮、防意外烧伤、防结膜炎等。

（1）手术前认真评估患者全身情况。手术中做到"四及时"，即仔细观察及时、预防处理及时、沟通汇报及时、书写和记录及时。

（2）患者骨隆突处、摩擦较大的部位，可衬以棉垫、防压垫、压疮贴，减小剪切力，预防手术中压疮的形成，特别注意年老体弱、昏迷、营养不良、皮肤病等患者。

（3）摆放各种体位前应通知麻醉医师，以保护患者头部及各种管道，如气管导管、输液管道等，防止管道脱落、颈椎脱位等意外发生。

（4）体位安置完成后应再次确认床单是否平整、清洁、干燥，患者身体与床面是否呈点状接触，防止患者局部受压发生压疮。

（5）体位安置完成后应检查患者身体间、身体与手术床、身体与金属物品等是否接触，防止意外烧伤。

（6）手术中应注意保持患者皮肤干燥，防止消毒液、渗液、冲洗液、汗液等浸湿床单，导致压疮及意外烧伤。

（7）手术中头低位时，应采取垫高头部的方式，防止长时间头低位引起眼部疾病。

（8）手术中更换各种手术体位时，应有防止身体下滑的措施，以避免剪切力增加、局部受压。

（9）在手术允许的情况下，应每 2 小时适当调整体位，如左右倾斜手术床 5°～10°，稍微抬高或降低手术床背板，患者的头偏向另一侧等，以缩短局部组织的受压时间。

（10）粘贴及揭除电极片、负极板，搬动患者时动作应轻柔，勿拖拽患者，防止人为意外伤害发生。

（11）手术结束后应检查、评估皮肤情况，若有异常，则应与病房护士在床旁仔细交接，使对患者的护理得到延续。

第八节　手术中物品清点与核对规范

手术部（室）工作制度中非常重要的一项是对手术中物品的清点与核对，以避免将异物滞留于体腔中。

一、清点的原则

1. 严格执行"四次"清点制度　"四次"是指手术开始前、关闭体腔前、关闭体腔后、术毕（缝完皮肤后）。

2. 一些特殊体腔，如膈肌、子宫、心包、后腹膜等，在关闭前、后，器械护士与巡回护士也应共同清点物品。

3. 术中临时添加的器械、敷料等任何物品，器械护士与巡回护士都必须在器械台上至少清点两遍，检查其完整性，记录无误后方可使用。

4. "三不交接"制度　器械护士在每例手术进行期间不交接班；巡回护士病情、物品交接不清时，不交接班；紧急手术时不交接班。

5. 清点物品时应坚持"唱点"原则，两人应同时大声读出所清点的数字。

二、清点的时间

手术前，器械护士应提前15分钟刷手，对所需器械进行整理，并有序摆放，执行手术清点与查对制度。

1. 第一次清点　手术开始前整理器械时，由器械护士与巡回护士进行用物面对面的原位清点，对纱布垫、纱布、棉片、缝针、棉球、电刀笔、吸引头、刀片等物品至少清点两遍，由巡回护士一对一记录。清点记录后，两人再次核对手术护理清点单上的记录数目，有疑问时立即纠正，杜绝笔误。

2. 第二次清点　在关闭体腔前，器械护士与巡回护士对术前及术中添加的用物至少清点两遍，并在清点单上写明清点数目，清点无误后方可通知手术医师关闭体腔。此次清点后，应对手术托盘上的器械及手术器械车上的器械数目有大致的区分，并做到心中有数。

3. 第三次清点　第一层体腔关闭结束时，器械护士、巡回护士应对所有器械及用物进行清点，并在清点单上写明清点数目。

4. 第四次清点　手术结束、缝完皮肤时，器械护士与巡回护士清点所有用物，正确无误后，患者才可离开手术间，巡回护士同时在清点单上记录清点数目。

三、清点的内容

1. 器械　包括普通器械、内镜器械等。手术开始前，要严格核对器械数目、完整性，关节功能是否良好，自动拉钩、咬骨钳、窥阴器等的螺丝有无缺少。手术中，随时检查易丢失的器械配件，如螺丝、螺帽、弹簧、支撑杆等。内镜器械术前必须检查镜面有无破损或模糊不清，操作前后必须对操作钳、操作钩、配件、盖帽、胶皮等进行检查，确保其完整性。

2. 敷料　主要包括纱布垫、纱布、小纱条、棉片、棉球等。清点时必须重新整理，检查其完整性并防止重叠及夹带。

3. 其他　包括手术刀片、电刀笔、束带、线轴、缝针、注射器及其针头、针头帽等一次性用物。

四、清点的注意事项

1. 手术中的所有用物均应清点。

2. 器械护士对不慎落下手术台的器械、纱布垫、纱布、缝针、棉片等应及时提示巡回护士拾起，放于固定地方，任何人未经巡回护士许可，不得拿出手术间。

3. 深部脓肿或多发性脓肿行切开引流时，创口内所填入的纱布数目，应详细记录在手术护理记录单"其他"栏内，并请主刀医师签名确认，以方便医师在手术后取出时与所记录数目核对。

4. 术中如送冷冻切片、病理标本检查时，严禁用纱布等手术用物包裹标本，特殊情况下必须登记。

5. 手术中器械护士应随时监控所有物品，特别是缝针数目，做到心中有数。

6. 手术中严禁将纱布、纱垫等敷料裁剪制作成其他敷料使用。

7. 小纱条、棉片等物品严禁重叠在一起清点，必须将其摊开检查正、反两面是否一致。

8. 手术间任何人员在手术未结束前，不得将任何手术用物带出手术间或挪为他用，也不得将其他用途的物品弃入手术敷料桶内，以免导致清点错误。

9. 应使用安全的手术用物，纱布、纱球、纱条、脑棉片等应有显影线，有尾线的纱布，手术前、后检查牢固性和完好性，防止手术过程中的断裂、遗留。

10. 手术台上被污染的器械，由器械护士与巡回护士清点无误后，在手术台上用无菌垃圾袋密闭保存，防止在清点过程中加重污染。

11. 发现器械在使用过程中有性能或外观缺陷时，器械护士应用丝线作标记，方便术毕后更换。

五、清点中发现意外的处理措施

其目的是确保手术用物不遗留在患者体腔和防止连台手术用物清点不清。对清点过程中发生的任何意外，除确认不在患者体内外，还应填写手术特殊事件报告表（包括患者的一般信息、事件经过描述、手术组人员的签名），并在科内保留存档。

1. 断针的处理

（1）根据当时的具体情况，马上对合断针的完整性。器械护士首先初步确定断针的位置（在缝合何种组织时折断），立即通知医师寻找。若在缝合皮下脂肪时折断，又不易取出，可将确认折断处的脂肪切下，然后切开脂肪进行寻找。也可借助 X 线透视帮助寻找。无论采用什么方法，找到后进行对合，判断其完整性。

（2）器械护士与巡回护士对找到的断针的完整性进行确认后，放于容器内，以便清点。

（3）必要时可行床边拍片协助确认。

2. 术中用物清点不清的处理

（1）手术中，器械护士一旦发现缝针、纱布、棉片等有误，应立即告知手术医师和巡回护士共同寻找。

（2）仔细寻找手术野、手术台面、手术台四周地面、敷料、吸引袋（瓶）内，询问手术间台下人员有无使用或带出手术间。

（3）如未找到，应立即报告护士长，并根据物品性质，进行床边拍片。

（4）有些用物，如缝针等，即使找到，但不能确认时，仍应拍片确认不在患者体内，才能关闭体腔。

（5）应规范填写《手术中特殊事件报告表》。

（6）X 线片及特殊事件报告表均应存档。

第九节 手术部（室）仪器设备的安全操作规范

随着现代科技和外科学的飞速发展，手术部（室）的仪器、设备不断更新，种类日趋增多，为外科手术提供了新途径、新术式、新概念，同时也提高了手术效率和手术成功率。但仪器设备的操作、使用不当也会直接或间接影响手术患者和手术部（室）工作人员的安全。

一、电外科的安全使用

目前常用的电外科设备有高频电刀、氩气刀、激光仪、超声刀等。电外科设备具有快速止血、防止细菌感染、促进术后伤口愈合等优点。电外科的安全与患者的个体差异、生理功能、仪器性能、使用者的操作技能密切相关。其在方便手术止血、提高手术效率的同时，也存在诸多安全隐患。因此，加强电外科设备的安全使用与管理十分重要。

1. 电外科设备的安全使用

（1）环境要求　电外科在使用时会形成电火花，遇到易燃物时会着火。应避免在有挥发性、易燃、易爆气体（如麻醉气体、乙醚等）、高氧浓度环境中使用。使用电外科设备进行颈部、气道部位手术时禁止开放性给氧，同时保持氧气管道和麻醉废气排除管道通畅，防止泄漏。

（2）常规要求

1）详细阅读操作指南及注意事项，绘制操作流程图为操作者提供明确指引，并定期检查设备性能。

2）每台仪器上挂有操作指南和保养制度，并建立使用、维修登记本。

3）防止漏电或短路。使用前检查电线各部分的完整性，有无断裂或裂隙，有无金属线外露。切勿将电线缠绕在金属物品上，电源连接线应在手术前连接好。

4）使用前检查回路电极连线、电刀笔、双极镊连接处是否完整，有无金属线外露。

5）手术床垫必须干燥、绝缘。

6）使用过程中，切勿突然插上或拔除电源插头。尽可能直接插入电源插座，不建议另加插线板。

（3）患者的安全

1）规范操作，注意保护皮肤，防止使用电外科设备引起各种潜在性皮肤损伤，如机械性损伤、皮内出血、表皮破损、皮肤过敏、皮肤压伤等。

2）防止使用电外科设备引起燃烧或爆炸而导致患者灼伤、烧伤。注意及时丢弃手术台上使用过的酒精纱布或纱球。

3）防止短路导致灼伤，当使用酒精消毒皮肤时，必须待其挥发、完全干燥后方可铺巾。若活力碘等消毒液浸湿床单，则应更换或加垫。

4）肠道手术忌使用甘露醇灌肠，以避免胃肠道内产气、积气导致燃烧。

5）正确揭除回路电极，防止皮肤出现膨胀现象或机械性损伤。

2. 高频电刀的安全使用

（1）原理及特点

1）单极电刀：电流在电刀头部形成高温，与机体接触时对组织加热，使组织快速脱水、分解、蒸发，达到切割、止血的目的。单级电刀有切割、电凝功能。

2）双极电凝：主要是电凝功能，电刀与组织接触良好，深部凝结呈放射状传播，相关软组织变成浅棕色焦痂。因为电流在两极间形成回路，所以无须使用负极（也称回路电极）。双极电凝止血可靠，对周围组织影响极小，已广泛用于神经外科、脊柱外科、整形外科、耳鼻喉－头颈外科等精细手术。有功能单一的主机，也有与高频电刀组合使用的复合型主机。

（2）操作步骤

1）单极电刀

①插好各种插头，如电源线、脚控开关等。

②将回路电极粘贴到患者光洁、干燥、无瘢痕、肌肉丰富且无骨骼突出的部位，用手稍作按摩，使之粘贴牢固。回路电极应远离心电监护电极，尽可能靠近手术区域。

③打开电刀电源总开关，机器行自检程序。连接电刀笔，妥善固定于手术台上。

④选择输出模式和功率，设定各项参数。一般选择 blend 模式（有 pure-cut 和 blend 两种模式），调节功率为 0～250W。

⑤根据需要调节混切的程度（1～4），按下手控刀上黄色的"电切"（cut）按钮或踩下"脚控"开关（cut）即可进行切割。调节所需的电凝功率和方式（pin point 或 spray），按下手控刀上蓝色的"电凝"按钮（coag）或踩下"脚控"开关（coag）即可进行电凝。在"喷凝"（spray）状态下，可同时用两把电刀笔，而在"点凝"（pin point）或"电切"（cut）状态下，先按开关的电刀有效，而另一把则不起作用。

⑥根据工作环境噪声大小，适当调节电刀的工作指示音量。

⑦使用完毕，关闭电源总开关，拆除有关连接电线和负极。

2）双极电凝

①插好各种插头，如电源线、脚控开关等。

②打开电源总开关，机器行自检程序。

③选择输出模式、功率，设定各项参数。

④连接双极电凝镊，妥善固定于手术台上。

⑤根据工作环境噪声大小，适当调节工作指示音量。

⑥使用完毕，关闭电源总开关，拆除各连接线。

（3）注意事项

1）电刀回路电极的安全使用

①粘贴部位的选择：不适宜的部位有骨性隆起、瘢痕、皮肤皱褶、脂肪丰厚部位、承重部位、液体可能积聚的部位，金属移植物或起搏器附近。适宜的部位有平坦、肌肉丰厚区、血管丰富区。

②回路电极的选择：选择一次性双片式回路极板。优点是使用方便，粘

贴性能好，导电材料含有水分，可增加皮肤的导电性；同时还可填充不规则的皮肤，避免了回路极板对患者的灼伤。

③使用时注意事项：应保持平整，禁止切割和折叠，严格执行一次性使用；粘贴时应剃除皮肤上的毛发，并保持皮肤的清洁与干燥；距离 ECG 电极 15cm 以上；尽量接近手术切口部位（但不小于 15cm）；其长边与高频电流方向垂直。

2）操作者注意事项

①不接触目标组织时，避免使用电刀。

②在常规使用功率下，使用效果差或无法正常工作时，不可盲目加大输出功率，应检查各部分连接是否完好。

③电切或电凝产生的烟雾对人体有害，应随时吸净。

④电刀笔暂时不用时，应置于绝缘容器内，勿放置于患者暴露的体表，避免意外触发而引起非手术部位灼伤。

⑤保持手术切口布巾的干燥，及时清除刀头上的焦痂组织，保持电刀头的清洁、干燥。

⑥选择规格及型号适宜的回路电极，粘贴合适的部位，禁止反复使用。

⑦使用期间有异常声音发出时，应立即停止使用，并由专业人员检查。

⑧电刀笔使用完毕后应用湿布将污血擦净，避免直接用水浸泡。

3）双极电凝使用注意事项

①双极电凝对组织作用范围取决于两个因素：单位组织通过的电流密度和电凝镊与组织直接接触的表面积。为了达到既能有效地破坏某一结构，又能最大限度地避免对其他组织不必要的损害，应根据手术部位和组织性质选用 0.3～1.0mm 宽的镊尖，电凝输出功率一般不超过 4W（负载 100 欧时，< 22W）。

②手术野不断用生理盐水冲洗，以保持术野洁净，并避免温度过高损伤周围组织，减轻组织焦痂与电凝镊子的粘附。

③每次电凝时间约 0.5 秒，重复多次，直到达到电凝标准，间断电凝比连续电凝更能有效地防止电凝镊子与组织粘连，还可有效防止意外损伤。

④粘附于电凝镊上的组织焦痂应用湿纱布或专用无损伤百洁布擦除，不可用锐器刮除，否则会损伤电凝镊子表面的特殊结构和绝缘保护层，使镊尖更易粘附焦痂组织或灼伤周围组织。

⑤电凝镊子的两尖端应保持一定的距离，避免相互接触而形成电流短路，失去电凝作用。

⑥在重要组织结构（如脑干、下丘脑等）附近电凝时，尽可能降低电凝输出功率。

⑦脚踏控制板在使用前应套上防水塑料套，以防血液及冲洗液浸湿脚踏控制板，导致电路故障。

⑧镊子尖端精细，当使用、清洁、放置时要注意保护，勿与其他重物一并堆放。

3. 氩气刀的安全使用

（1）原理、结构及特点：氩气刀是一种高频能量的电刀系统，由氩气束凝血器、单双极高频电刀、电极检测系统等三部分组成。其原理是利用纯氩气作为高频电流的传导媒介，将 12000V 高压、620kHz 高频电流作用于钨钢针电极，产生分布均匀、密度达 100 线以上的电弧，在距离组织 1.5cm 处快速凝血。其产生的焦痂厚度仅有 0.2～2.0mm，在大血管壁处电凝不会损伤血管，且对高阻抗组织（骨、韧带等）也有良好的止血效果，对组织损伤小，愈合比电刀快 33%。用于凝血时，不产生烟雾和异味，目前已广泛应用于外科手术。同时氩气是一种惰性气体，不燃烧，氩气弧为常温，对不导电的物品（纱布、乳胶手套）不产生作用，更为安全。

（2）操作步骤

1）打开氩气瓶开关，检查氩气瓶的压力是否足够，当压力小于 300PSI 时，则需更换氩气瓶。

2）插好各种插头，如电源线、脚控开关、电极板、手控刀、氩气输出管等，并检查接头连接是否牢固。

3）粘贴回路电极，用手稍作按摩，使之粘贴牢固，与患者皮肤接触良好。监护电极应远离回路电极和手术区域。

4）打开电源总开关。

5）选择输出模式、功率，设定各项参数。

①按下电极板选择开关（select 或 lock 键），选择所连接的电极板监测电极，即单片电极或双片电极。双片监测电极，"患者接触面积指示"正常设置 4～10 格。按下 unlock 键，指示灯全亮（10 格全满），说明极板与患者接触良好。当小于 4 格时，说明电极板与患者的接触面不足，仪器会自动报警并中止高频电能的输出（unlock 键无法按下），此时停止双极输出，变为单极。使用中，"患者接触指示"每降 3 格，仪器也会自动报警，并终止高频电能的输出。

②打开氩气凝血器开关，调节所需的输出功率（40～150W）。

③选择所需的气流量模式（automatic 或 manual）。自动模式时，氩气流量随氩气凝血功率的变化而变化；手动模式时，氩气流量不随氩气凝血功率变化，但可根据手术需要调节氩气流量。

④打开单极电刀开关。调节所需的电刀功率（0～250W）和方式（pure-cut 或 blend），根据需要调节混切的程度（0~9），按下手控刀上黄色的"电切"（cut）按钮或踩下"脚控"（cut）开关，即可进行切割。

⑤调节所需的电凝功率和方式（pin point 或 spray），按下手控刀上蓝色的"电凝"（coag）按钮或踩下"脚控"（coag）开关即可进行电凝。在"喷凝"（spray）状态下，可同时用两把电凝器；而在"点凝"（pin point）或"电切"（cut）状态下，先按开关的电刀有效，而另一把则不起作用。

⑥根据工作环境噪声大小，适当调节电刀的工作指示音量。

6）止血：按下手控刀上的氩气开关或踩下脚控开关，将氩气喷头靠近凝血的部位（间距约 1cm），自动激发出氩气束电弧进行止血。激发出电弧后，将氩气喷头略为抬起，距创缘 1~2cm，与组织成角 45°~60°，缓慢、匀速地移动氩气喷头，将血液由下至上吹移，让电弧束直接作用在干净的创面上，有利于一次性凝血成功。

7）使用完毕，调至"0"点。放出残余气体后，关闭电源总开关，关闭氩气瓶开关，拆除各种连线。

（3）氩气刀安全使用的注意事项

1）保持合适的距离：最佳工作距离是 1.0~1.5cm。当距创面 2cm 以外时，只有气流吹出。

2）保持正确的角度：喷头与组织成 45°~60°。

3）喷射时，正常的氩弧为蓝色。若喷头发红，则说明喷头与组织之间的距离太近或功率设置太高，可将喷头稍抬高或调整功率。

4）止血钳夹住出血点后，再喷射止血。避免在同一部位反复扫射而损伤组织。

5）使用完毕，检查氩气余量，当压力表显示 $< 0.5 kg/cm^2$ 时，需要更换钢瓶。

6）回路电极（锌板）与刀笔一次性使用。

4. 超声止血刀

（1）超声止血刀使用原理和结构：超声止血刀是将电能转变为机械能，通过超声频率发生器作用于金属探头（刀头），即以超声频（55.5kHz）致刀头机械振荡（50~100μm），继而使组织内水汽化、蛋白氢链断裂从而使蛋白凝固、血管闭合，从而达到切开、凝血的效果。主要优点是切割精确，凝血可控性强，无烟及焦痂少，无传导性组织损伤（对组织远端的热传导和损伤远远小于高频电刀），特别适用于重要脏器附近的分离，以及装有心脏起搏器患者手术。广泛应用于普外科、妇科、肛肠科、内镜及其他手术专科。

超声止血刀的构成主要有主机、手柄、连接线、刀头系列及脚踏开关。

（2）操作程序

1）使用前，检查各电源线、脚踏连接是否正确，连接是否牢固。

2）接通电源后，先连接已灭菌的操作手柄。

3）连接手术刀头：采用 A－B－C 步骤。套转换帽（A）→上刀头（B）→用扳手拧紧（C）→打开 Power（开/关）→选择手术所需能级、档次（一般选择 3 档，切、凝比例适中）及亮度。

（3）注意事项

1）超声止血刀输出连线、手柄、刀头均应采用高温或低温灭菌。

2）手术刀头精细、贵重，应轻拿轻放，尤其在清洗时应尽量避免撞击或用力抛掷，以防刀头损坏。

3）操作手柄时注意不要碰撞或摔动，以免改变其振动频率。

4）刀锋因长时间使用会变热。当停止使用时，刀锋不可触及患者、悬挂物或易燃物，以免灼伤或致燃。

5）使用后的输出连线只能用湿布擦拭干净，不宜用水冲洗。电线应顺其弧度盘绕，不宜过度扭曲、打折，以免损害光纤。

5."结扎束"血管闭合系统

（1）工作原理：Ligasure 血管闭合系统（简称结扎束），采用双极高频电能输出，结合优化的闭合压力以及实时的输出反馈技术，使人体组织胶原蛋白和纤维蛋白溶解、变性，血管壁融合形成透明带，产生永久性管腔闭合。目前正广泛应用于开放手术与腔镜手术。

（2）特点

1）通过一次操作，可闭合 ϕ 0～7mm 血管或组织束，形成的闭合带可抵御正常人体收缩压 3 倍以上的压力冲击。

2）即时反馈性输出，对钳口纳入的不同组织均能即时作出反馈，调节输出，得到可靠的闭合带。

3）闭合带呈透明或半透明状，在切割前可判断血管或组织束的凝固、闭合效果。

4）无异物残留，减少术后感染和粘连。

5）侧向热传导少，对周围组织损伤小。

（3）结构组成：血管闭合系统的主要构件有主机、脉冲闭合脚踏板、一次性闭合电极、重复用闭合钳、一次性腔镜闭合钳，一次性标准闭合电极等。

（4）操作步骤

1）连接脚踏，打开主机电源。

2）调节输出功率：一般设定值为 2～3 个亮条。组织较少时选择 2 个亮条，组织多则选择 3 个亮条。

3）安装闭合钳：应先将不锈钢闭合钳的尾部突起嵌入到一次性电极尾

部的槽中，再将一次性电极的中间部分嵌入至不锈钢闭合钳的钳身，最后将一次性电极前端两边的咬合栓由近至远的轻轻嵌入到不锈钢闭合钳前端钳口上。嵌入完毕，应置放一块湿纱布于钳口中，轻轻关闭，以确保一次性电极前端的咬合栓完全正确的嵌入。

4）脚踏点击：使用中，当主机发出一声短音时，提示闭合带完全形成，即可松开脚踏。

（5）注意事项

1）使用前，判断钳口内组织的初始电阻，确定合适的能量设定。

2）使用中，钳口不要接触金属物（如止血钳、牵开器等），以免增加电流。

3）保持电极干净，因残留组织多可造成无输出。

4）手术完毕，闭合钳可用酶清洗，打开关节，高压灭菌备用。及时更换一次性闭合电极，保持设备清洁。

5）单独使用双极电凝时，不应在患者身上粘贴回路电极板，避免造成意外电灼伤。

二、C（G）形臂机的安全使用

1. 工作原理与特点　可移动式 C（G）形臂 X 射线机结构较简单，全部机件集中安装于活动车架上，移动方便，可通过影像增强器在监视器的荧屏上直接显示被检查部位的图像，常应用于外科手术术中定位，协助手术医师做出较为准确的判断。一般由高压发生器、X 线管、操纵控制系统、荧屏显示器等组成。

2. 操作步骤

（1）松开脚刹车，将操作机推至手术床旁，调节手术床，显示器放置术者便于观看的位置。

（2）连接操作机与显示器的高压电缆，接通电源，并打开操作机控制面板上的电源开关。

（3）松开 C（G）形臂上的制动开关，调节 C（G）形臂使球管和接收器对准拍摄部位，然后锁定制动开关。

（4）在操作机控制面板上选择透视或拍片功能，调节能量大小。

（5）工作人员穿好防护用具，选择手控或脚控开关，放电并拍片。

（6）操作完毕，关闭控制面板上的电源开关，拔下电源插座，整理线路。

（7）将设备放回固定位置，锁定所有的自动开关。

3. 安全使用注意事项

（1）维护：保持清洁，防止灰尘引起 X 线管面放电而致球管破裂；勿使高压电缆过度弯曲或摩擦受损。

（2）操作人员须经正规培训，非专业人员勿随意使用或拆开机器。

（3）机器体积较大，移动不便，尽可能相对固定放置。移动时防止臂部撞击而损害球管。

（4）X线的安全防护措施：手术间墙壁、地板、天花板必须有防X线透视的材料，并符合国家规定的防护标准。同时备有可移动的铅挡板、铅衣、铅橡皮手套、铝颈围等。室内人员尽量距离球管和患者2m以上，避免原发射线的照射。手术间门外设警示标志，使用时打开手术间红色警示灯。具体防护措施详见职业防护相关章节。

（5）术中的无菌管理：操纵过程中，严格执行无菌操作，可在手术区域另铺无菌单，待照射完毕后揭去，或在C（G）形臂机两头套上灭菌布套，以免污染手术区域。

三、止血带的安全使用

1. 工作原理与结构特点　气压止血带用于肢体手术，其作用是暂时阻断该肢体的血供，提供一个无血的手术视野，便于手术操作，同时减少手术出血量，缩短手术时间，提高手术质量。

（1）目前临床上使用的止血带有机械式止血带和电脑气压式止血带。电脑气压式止血带是采用电脑数字化控制，带有电子调控的气压止血带。根据手术部位的需要设定压力、时间等各种参数，通过高效气压泵快速泵气，从而压迫肢体，阻断血液循环，达到止血目的。电脑气压式止血带的优点：当压力到达设定工作值时，自动停止泵气；当系统发生漏气、压力下降时，电脑系统能自动反馈，气泵自动补气到所设定的工作值；当肢体位置改变引起袖带压力变化时，可随时放气或补气，始终维持恒定的工作值，达到恒压止血的最佳效果；时间设置好后，能自动计时，剩余10min、5min、1min时有自动报警提示。

（2）止血带构造：电子气压止血仪器由主机、气囊止血带、电源线三部分组成。主机面板上有压力显示屏、时间显示屏、充气按键、放气按键、止血带连接口、压力调节按键、时间调节按键、报警静音键和电源开关，主机内主要由压力监测器、压力调节器、空气灌注泵、定时、报时钟等组成。

2. 操作步骤

（1）接通电源。打开电源开关，选择大小合适的止血气袋缚于所需肢体适当部位，松紧适宜，同时将止血气袋胶管接头与主机出气口连接。

（2）设置所需手术止血压力。通常上肢工作压力不超过40kPa，下肢不超过80kPa，设置所需工作时间不超过1小时。

（3）按充气键（保持1秒），"运行"指示灯亮，定时器工作，"计时"

指示灯亮，开始自动充气至设定压力后自动停止。手术中如须改变压力，方法同上。

（4）设定时间倒计时至10min、5min、1min时将自动报警。显示时间为"0"时，止血带将自动放气减压。

（5）手术完毕，先按"放气"键，使止血带放气减压，"运行"指示灯灭。待压力降至"0"时，再关闭电源开关，拆除止血气袋。

3. 止血带压力的选择　根据患者年龄、收缩压水平、止血带的宽度、肢体的大小而决定。就健康成人而言，AORN建议上肢压力为患者收缩压加50～75mmHg（1mmHg = 0.133kPa），下肢压力为收缩压加100～150mmHg。进口止血带厂商建议的压力是上肢压力为收缩压加75mmHg，下肢压力为收缩压加150mmHg。一般工作压力应小于保险压力37.5～75mmHg，上肢工作压力不超过262.5mmHg，下肢不超过562.5mmHg。但国内也有研究，建议成人根据术侧肢体的周径来设定压力大小，上肢工作压力262.5～337.5mmHg，保险压力在工作压力的基础上加75mmHg；下肢直接测量扎止血带部位的周径（cm）数值作为工作压力，保险压力在工作压力的基础上加75mmHg。儿童严格掌握压力大小，压力一般在30.4～45.6mmHg，上肢在30.4mmHg，下肢在45.6mmHg以内。止血带压力过大或不足均可能造成神经伤害，不足的压力可能产生肢体静脉充血而造成神经出血性浸润。

4. 止血带时间的设定　止血带能安全使用的时间长短无统一标准。通常由患者的年龄、生理状况及肢体的血管供应情况而定，AORN建议，一般50岁以下的健康成人，使用上肢止血带应＜1小时，使用下肢止血带应＜1.5小时。止血带生产厂商建议，对于健康成人，止血带持续时间不应超过2小时。儿童一般不超过1.0～1.5小时。若须继续使用，则可放气10分钟后重新充气。

5. 止血带的应用部位　上肢止血可选在上臂近端1/3处（上肢中、上1/3处）或远端1/3处，避免在中1/3处，否则易压迫桡神经。下肢止血应选在大腿中、下1/3交界处，因为此处血管易被压迫，止血效果较好。

6. 止血带型号的选择　大号袖带长105cm、宽7cm，小号袖带长50cm、宽5cm。使用时根据患者情况、年龄、手术部位选择长短及宽度合适的止血带。选择时宁宽勿窄，因较宽的止血带和皮肤接触面积较大，施以较小的压力即可提供较好的止血效果，而且对其所压迫的神经造成的压力较小，可减少对神经和软组织的伤害。

7. 止血带安置方法　使用止血带之前，先将止血带内空气排净，用无皱保护垫或平整的衬垫保护患侧皮肤。使用时将肢体抬高45°，然后上止血带，止血带上好后，外层用绷带加固，防止充气后松脱。上止血带松紧要适度，以摸不到远端脉搏和使出血停止为准。过紧会损伤神经引起肢体麻痹；过松仅压住了静脉而没压住动脉，达不到所需的止血效果。血带上好后，不可旋转、移动。消毒时注意保护好止血带，避免消毒液流至止血带下方，引起皮肤化学灼伤。患有肿瘤的肢体，使用止血带时禁止使用驱血带驱血。

8. 安全使用止血带的注意事项

（1）制定操作流程和指南：添置不同型号的止血带时要仔细阅读使用说明，制定明确的操作流程、故障排除流程等操作指南。

（2）定期维护、记录，确保设备处于功能状态。

（3）使用止血带要有文字记录，记录内容包括上止血带的位置，压力，充气和排气的时间，使用充气止血带前、后皮肤及组织的完好性，止血带品名及型号（表5-3）。

表5-3　止血带使用记录表

止血带：□驱血橡胶带	□手动止血仪	□电子气压止血仪，型号_____
□单侧肢体 □双侧肢体	□左　　□右 □上肢　□下肢	□左　　□右 □上肢　□下肢
充气时间		
放气时间		
总历时/min		
压力：□mmHg　□kPa		

（4）每次使用前应检查气囊止血带、接管、接头，橡胶气囊带是否被布外套全部包住、是否漏气，接管、接头是否匹配、牢靠。

（5）上止血带处的皮肤有损伤、水肿等情况时，禁止使用止血带。

（6）血液病患者慎用止血带。

（7）每次按"开始"前，必须先设置工作时间和压力，且工作压力必须小于保险压力，否则将不能开机。

（8）止血带应扎在肢体或物体上才能充气，否则会造成破裂。止血带扣紧后，外层用绷带加固，防止充气后松脱。

（9）在使用过程中，若发现气带漏气，应及时更换，否则导致气泵持续工作而影响使用寿命。

（10）按键时，应避免用力过猛，以免损坏操作键，使其失灵。

（11）止血仪使用后，气囊外套应进行清洁、灭菌后再使用。

9. 仍存在的问题　临床工作中止血带的使用者和管理者仍面临以下

问题：

（1）止血带的时间、压力没有确切的统一标准。而且每个患者情况并不相同。

（2）手术者对压力和时间的要求和护士意见不一致，存在时间延长现象。

（3）止血带使用并发症所造成伤害的责任归属无明确定论。

四、动力设备的安全使用

1. 工作原理与结构特点　动力系统广泛应用于骨科、耳鼻喉科、颌面外科、整形外科、创伤外科、神经外科等领域。动力系统中的多用钻可同时具备钻、锯、锉等多种功能，在人体骨科手术中代替了手术医师许多的手工操作，省力、省时、效果好。气动钻一般由钻头、钻机、输气连接管、氮气减压阀及氮气筒组成，电动钻由钻头、钻机、电源导线等组成，可由脚踏控制或手柄控制。多用钻有各式钻头、锯片、髓腔锉、锁匙等，以满足不同手术方式的需要。

（1）动力工具的分类：动力工具种类很多，但其结构和使用原理相似，根据动力驱动不同分为气动式和电动式两种。电动式动力系统又分为充电电池型和交流电型。根据用途可分为微型和普通型。按使用类型分类又可分为动力钻、动力锯、动力磨、动力刨削等。新型产品还配有冲水泵，术中可进行自动喷水。

（2）各种动力工具的优缺点

1）充电电池动力：优点是使用方便、体积小、不易污染、速度恒定、容易清洗等。缺点是电池寿命短、运转速度慢、需低温消毒、术中易断电等。

2）交流电源动力：优点是电源稳定、动力充足、有模式变化、无级变速、灭菌方便等。缺点是运转速度中等、术中电线拖赘、使用距离有限、术后清洗局限等。

3）气体推动动力：优点是速度强劲、高速稳定、操作精细、灭菌简便、组合丰富等。缺点是线路灭菌困难，需要使用无菌保护套、术中线路拖赘、使用距离有限、术后清洗局限、装配操作复杂等。

（3）动力系统的不同功能

1）动力钻的适用范围：①钻（drill）：开颅手术、内固定手术。②锉（reamer）：扩张骨髓腔。③攻丝（tap）：内固定手术匹配螺钉。④螺丝刀（screw）：自动拧螺钉。

2）动力锯的适用范围：①摆动锯：骨科截骨。②往复锯：心胸外科开胸手术。③矢状锯：手外科、骨科。

3）动力磨钻的适用范围：①角度接头：脊柱外科。②直角接头：脊柱外科、耳鼻喉科。③高扭力反角接头：口腔科。④高速接头。

4）动力刨削的适用范围：①关节镜手术：半月板刨削、滑膜刨削、软骨刨削。②五官科手术：鼻窦镜刨削。

2. 操作步骤（以气动钻为例）

（1）连接气压表：选择气源充足的氮气瓶，连接气压表，打开氮气瓶开关，调节气源压力为 0.9～1.0MPa 后，关闭氮气开关。

（2）检查油瓶量：将气钻控制踏板平放于地面，检查油瓶内存油量。当油瓶内存油量少于下限刻度时需添加，但不能超过上限刻度。

（3）连接气源：将气钻控制踏板上的气管与气压表上的气管接口连接。

（4）合理放置：气钻踏板放置于主刀医师足旁，易于控制。氮气罐放置于适当处，避免碰撞。

（5）连接无菌部件：打开无菌气钻灭菌盒，连接马达手柄、接口、轴承套管及磨头。

（6）连接马达消声器：拔去气钻踏板面板上的循环瓶上的红色塞。旋转踏板背板上的银色手柄至"open"位置后，将消声器插入循环瓶顶部的插孔中，直至红色环线不外露。

（7）打开氮气总开关，检查气管有无漏气。

（8）手术结束后，先关闭氮气开关，排除余气。

（9）依次拆卸各部件。

3. 安全使用动力系统的注意事项

（1）维护：应有专人保管，定期培训。建议每 6 个月送回生产厂家做常规保养和维护。不要随意打开控制器和手机，以免保修失效。爱护设备，手机、控制器损坏或跌落时应送回检修。

（2）在使用前，应了解设备的结构和功能，并做好清点记录，以防遗失。

（3）不可在潮湿的环境中操作。

（4）每次使用前仔细检查主机、手柄是否处于功能状态，所有配件（如钻头、磨头、锯片等）是否锐利和变形。熟练掌握各部分的装卸与操作规程。正确连接各部件，确保钻头、锯片安装稳固。暂不使用时，将手控开关旋至关闭位置。

（5）输气管须顺放连接，勿扭转、屈曲，不得与其他锐器及重物混放，以防损伤。电源导线勿用暴力拉扯，否则会导致电线连接口断裂。蓄电池在消毒前应充足电源，并备有备用电池。

（6）使用过程中的管理：要选择合适长度的磨头，必要时加保护套。部位须暴露清楚，防止卷入其他组织或纱布。高速动力工具由于钻速极快，金属与骨组织之间会产大量的摩擦热，因此，需要不断用生理盐水冲洗进行局部降温，同时还能把碎骨组织冲出以利于仪器正常工作。

（7）高速气动工具只能用惰性气体（氮气）来推动。气动工具使用结束后，必须排除管道内的余气。

（8）严格遵守清洗、灭菌操作规程。使用完毕应立即清洁，一般没有电路的机械部分拆卸后可用清水清洗，带有电路的部件用湿布擦抹，不能直接用水冲洗，以防电线短路发生故障。不易清洁的小间隙可用湿棉签擦抹，然后将专用清洗剂喷入各孔隙，使孔隙内污血溶解、清除，最后气枪吹干。但不可在手柄、主机中加润滑油。

1）控制器的清洗：从电源上卸除控制器，用清洁、蘸中性清洁剂的软布擦洗，避免水分从缝隙进入控制器。

2）脚踏开关的清洗：流动水简单冲洗，柔软干布仔细擦干，避免用水浸泡。有条件时用高压气枪快速干燥。

3）电池的清洗：柔软干布仔细擦干，避免用水浸泡，有条件时用高压气枪快速干燥。

4）电池外套用流动水清洗。

5）手机的清洗：手机尖头朝下，用清洁液冲洗，用硬毛刷刷去手机末端残渣，柔软干布仔细擦干，有条件时用高压气枪快速干燥。

6）器械组件的清洗：分解组件（钻头、锯片、磨头等），多酶清洗剂浸泡，流动水清洗，柔软干布仔细擦干并烘干。

（9）动力工具的消毒与灭菌：按照各机器使用说明书进行消毒灭菌。一般钻头钻机采用高压蒸气灭菌，电源导线或输气管采用环氧乙烷气体或过氧化氢等离子灭菌（表5-4）。

表5-4　动力工具的消毒灭菌

灭菌方法	温度（℃）	时间（min）	干燥
预真空（有包布）	132～134	4	8min
100%环氧乙烷	49～57	180	8h（通风）
过氧化氢等离子	50～60	60	无需干燥

（10）使用动力系统的自身防护

1）操作时，建议戴防护镜。

2）随时检查手机和连接装置是否过热。

3）传递过程中，手机开关置于安全位置。

4）在有易燃的气体、麻醉剂、消毒剂环境中，应谨慎使用。

五、血液回收机的安全使用

随着外科手术的不断发展，临床用血量与日俱增，血源紧缺，供不应求。输入异体血可能会导致乙肝、丙肝、梅毒、艾滋病等各种传染性疾病，但手术中自体血液丢失不能有效利用，会造成极大的浪费。因此，临床上出现了血液回收机，它是一种可以解决血源紧缺和避免输入异体血危害患者身体健康而专门设计的新型医疗设备，可用于出血量在 400ml 以上的各种大手术。自体血液回收机（简称血液回收机）是通过一定的机械吸引和血液回收装置，把患者的术中失血、体腔积血、手术后引流血液收集起来，进行过滤、分离、清洗、净化、选择后再回输给患者。

1. 血液回收机的使用原理及结构特点

（1）原理：自体血液回收机通过负压吸引装置将患者创伤或术中出血收集到储血器中，在吸引过程中与适当的抗凝剂混合，经多层过滤后再利用高速离心的血液回收罐把血细胞分离出来，把废液、破碎细胞及有害成分分流到废液袋中，再用生理盐水或复方林格液等对血细胞进行清洗、净化和浓缩，最后血细胞保存在血液袋中，回输给患者。

（2）结构：包括控制面板、离心系统（离心井、离心井盖、离心电机等部分组成）、显示器、管道夹（共有 3 个，即进血夹、进液夹和回血夹）、滚柱式调速泵、气泡探头及血层探测装置等。

（3）优点

1）可解决血源短缺的困难。

2）无输入异体血的不良反应，并发症少。

3）能避免输异体血引起的疾病，如艾滋病、传染性肝炎等。

4）不产生对异体血细胞、蛋白抗原等血液成分的免疫反应。

5）无须检验血型和交叉配血，无输错血型的担忧。

6）解决特殊血型病例的供血问题。

7）拒绝接受输入异体血的宗教信仰者也能接受。

8）红细胞活力较库血好，运氧能力强。

9）提高大出血时紧急抢救成功率，避免手术中患者因出血过多、过快、血源供应不足或暂时血源缺乏造成的患者生命危险。

10）操作简便，易于推广。

11）节省开支，降低患者医疗费用。

2. 使用方法（自体 – 2000 型血液回收机为例）

（1）用物准备：血液回收机 1 台，一次性使用的配套物品 1 套（包括抗凝吸引管、抗凝药袋、储血器、血液回收罐、清洗液袋、浓缩血袋、废液袋，抗凝溶液），生理盐水或林格液若干瓶，负压吸引装置 1 套。

（2）把一次性使用的配套物品安装好，并检查各管道安装是否正确。

（3）失血的收集与抗凝：利用负压吸引使储血器形成持续负压，通过吸引头和吸血管将创口内的血液吸入储血器中，并经多层滤网过滤；同时通过连接在吸血管上的抗凝药滴管，将抗凝药也吸入吸血管内，并与血液混合，与抗凝剂混合的血液暂时收集储存于储血器内备用。抗凝药一般配 500ml，常用配方有三种：500ml 生理盐水加肝素 2000U；ACD 保养液 500ml 加肝素 15000U；ACD 保养液 500ml。

（4）操作：接通电源开关，当"欢迎自体血液回收机"界面出现时，按手动或电动键，机器就能按所选择的程序分别进行进血、清洗、排空、浓缩、回血等过程。步骤如下：

1）进血：进血夹打开，滚柱调速泵正转使液体流向离心罐，使储血器内的抗凝原血进入回收罐，离心式回收血罐高速旋转，在高速离心作用下，血细胞留在血液回收罐内，破碎细胞、抗凝剂、血浆等被排到废液袋。当原血不断进入血罐，血细胞累积到一定厚度时，被血层探头感知，进血夹关闭，进血停止。

2）清洗：进血停止后，打开清洗液夹，滚柱调速泵正转，生理盐水（或林格液）进入回收罐，对血细胞进行清洗，清洗后液体进入废液袋，洗涤血细胞留在血液回收罐中，一般清洗液为 1000ml。

3）排空：当血液回收罐停止后，打开排空夹，调速泵反转，血液回收罐内浓缩细胞被注入血袋中，可供患者随时输用。一般情况下，一次回收血液 250ml。若储血罐内仍有血液，可重复进血、清洗、排空操作，直至储血器内血液全部清洗为止。

4）浓缩：浓缩只在特殊情况下使用，即当储血器内原血全部进入血液回收罐内，血层较薄，血球压积很低，无法使血层探头感知，而血液袋内存放浓缩红细胞时，可按浓缩键，使血袋中的浓缩红细胞进入血液回收罐，原来较薄的血层迅速增厚，被血层探头感知，进血停止，再进入清洗程序。

5）回血：回血也是在特殊情况下使用，当储血器内原血全部进入血液回收罐，血细胞少，血层较薄，血袋中又无浓缩血细胞时，可用回血的方式，把血液重新排到储血器中，等收集到更多的血液时，再重新进行回收处理。

6）总结：回收结束后，按总结键，显示屏上出现总结界面，此时血液回收机上的各种数据会自动显示出来。

3. 安全使用注意事项

（1）安装一次性无菌用品前，必须详细检查包装袋灭菌日期及有无破损，打开包装时注意无菌操作，保证管道内、接口端绝对无菌。

（2）回收的浓缩血红细胞均可用普通输血器直接回输。在常温下，处理后的浓缩红细胞须在 6 小时内回输。虽在 4℃冰箱内可保存 24 小时，但原则上应回收后及时回输。

（3）定期由专业人员进行检查保养，一般 3 个月 1 次。血液回收机工作时严禁频繁开机、关机，关机后至少等待 15 秒后再开机，以防液体从显示器散热孔流入显示器内。

六、加温设备的安全使用

低体温可导致凝血异常、手术切口感染、抵抗力下降等，影响了手术患者的安全和康复。近年来，为预防围术期低体温等不良反应的发生，手术部（室）专业人员采用了一些主动保温措施，其中最常用的方法有两种，一种是对静脉输注的液体和血液制品加温，另一种是使用温箱或压力气体加温器对盖被或床垫加温。液体加温可采用直接对液体或血液加温，也可间接对输液管道加温来提高液体或血液的温度。还可两种方法并用。目前临床上使用的保温或加温的仪器设备有热水袋、电热毯、温箱、恒温加热器、血液制品加温器、压力气体加温器、保湿加温过滤器、充气升温机等，用于加热液体、血液制品、患者使用的毛毯、盖被等用物，以保证患者体温，提高患者安全性和舒适度，有效预防低体温的发生。

1. 温箱

（1）原理及特点：温箱通过将电能转化为热能来加热物体。通过调节按钮设定加热的预设温度，电子显示屏可显示预设温度值和实际温度值。用于患者输液时，设定的温度一般为 38℃。可将软包装输液袋、瓶状液体、盖被等直接放入温箱内。其优点是使用方便，在开机状态下可 24 小时加温、保温。可预先同时加热多袋、多瓶液体。在温箱体积允许范围内加温，液体的体积、规格不受限制，但加温速度较慢，离开温箱后即失去保温效果，易出现先热后凉现象。

（2）使用注意事项

1）当实际温度值显示超过 39℃时，箱内取出的液体不能立即输入。

2）无菌溶液和清洁盖被不应混放，体积大的温箱有独立的多层设置，可分别放置无菌溶液和清洁盖被，也可分别设置各层的温度。

3）打开温箱取物后应立即关闭，避免影响加温和热量散发。

2. 加温输液器

（1）原理：通过输液管道对输液或血液加温。温度可以设定在 37 ~ 41℃。优点为使用方便，加温速度快；间接地对输液管内液体加温，对药液进行加温的同时，既不与药液直接接触，也不与患者接触，安全可靠。

（2）使用方法：将输液管或输血管安装在加温输液器上，使热交换器中的热量经过输液管道传递给管内连续流动的液体。

（3）注意事项

1）连接时，严格执行无菌操作。

2）排气时，要缓慢排尽输液管内的空气，以免受热后皮管内出现多气泡现象。

3. 充气升温机

（1）原理及结构特点：充气升温机是一种充气式升温装置，即通过升温机将加热的空气持续吹入盖在患者身上的一次性充气毯内，达到主动升温的目的。充气式升温毯能替代水垫和红外灯，不必提高室内温度，防止烫伤患者，是一种安全有效的升温装置，适用于手术部（室）、ICU 和急诊室，能有效预防和治疗低体温。

升温毯按部位可分为上身毯、下身毯、全身毯、外周毯；按大小分类有成人毯、儿童毯、婴儿毯；按类型分有消毒毯、普通毯。普通护理毯可在术前盖在患者身上，特殊的升温毯，如消毒心脏毯，则用于旁路移植手术，当消毒铺巾时将升温毯提前固定在患者腰部，待取完大隐静脉、缝合切口后，再铺开充气。

（2）使用方法与操作程序

1）选择合适规格型号的升温毯。

2）接通电源，设置温度参数，由下往上依次为 32℃、38℃、43℃，一般选择 38℃。

3）接管、固定：连接升温机的螺旋软管与升温毯充气口，并用固定夹将软管固定在手术床缘，使之不下坠，然后开始充气、升温。

4）关闭电源：手术结束后，断开连接软管，整理升温机。升温毯可随患者带回 ICU 或病房继续使用。

（3）安全使用注意事项

1）每 6 个月或 500 小时后，应更换升温装置过滤器。

2）升温毯不可重复使用，避免交叉感染和因破损或功能不全导致烫伤。

七、电子输液泵的安全使用

1. 原理及构造　临床上使用的输液泵有手动加压式输液泵和电子输液泵两种，多用于药物、液体或血液制品的精确控制性输注或快速输注。电子输液泵是通过微电脑系统以电子度量液体输入血管系统的一种电子机械装置，其结构和形状多种多样，但其目的是按要求设置输注速度，并以恒定的速度精确输注定量的液体。手动加压式输液泵是通过向密封袋内泵入空气，产生一定的压力作用于软包装液体，以达到快速输液的目的，是一种简易的加压输液装置，压力参数可以设定，通过压力控制输液速度，随着软包装内液体量的减少，输注速度逐步下降，所以，需要不断手动补充压力，否则，不能保持恒定的输注速度。

2. 分类　电子输液泵分为推注式注射器输液泵和蠕动输液泵两种，前者接受注射器输注，一般使用 60ml 或 20ml，速度控制范围为 0.1～360ml/h；后者可接受注射器、软包装液体及瓶装液体的输注，输液速度预设定范围一般是 1～1000ml/h。除早期的单通道输液泵外，目前还有双通道及多通道输液泵。多通道输液泵由多个卡盒组成。每个卡盒安装独立输入的液体，每个通道都有单独的程序加以控制，计算机程序允许多组液体各自以不同的速度输入。

3. 特点及用途　输液泵可使用外接电源或蓄电池。有灵敏的报警装置，管路有气泡、阻塞，开门，输液完成及电池电量不足时，均能发出警报提示。在手术部（室），主要用于麻醉的持续用药和精确用药，危重手术、大型手术患者，小儿输液、输血，用药的控制，抢救药物的连续微量注射及体外循环时注射抗凝剂等。

4. 操作步骤

（1）根据输液泵的型号及规格来选择配套的专用输液器。

（2）核对药物，按医嘱配制药物，连接输液器，排尽输液管内空气。

（3）固定输液泵于输液架上，并接通电源。

（4）打开泵门，将输液管夹入泵夹内，关闭泵门。

（5）打开输液泵电源开关，通过设置输液速度（ml/h）来设置总输液量。

（6）静脉穿刺成功后，妥善固定，启动输液泵，观察液体流动情况。

（7）输液完毕，机器自动报警后按停止键。

5. 使用注意事项

（1）准确计算用量、准确设定输注速度或压力等参数。避免快速过量输液导致肺水肿等并发症。

（2）输液泵必须妥善固定于输液架上，以防坠落。使用交流电源时，避免电源突然中断。输液泵发出警报时，应及时查找原因。

（3）接输液泵前，必须排尽输液管道内的空气，否则引起输液泵报警，停止输液。

（4）在输液过程中，应加强观察，随时注意置入血管的导管是否脱出、导管有无阻塞、有无药液外渗等情况，防止药物外溢引起皮下水肿，或者刺激性药物外溢引起组织损害，甚至坏死。

（5）输液泵使用完毕后应进行表面清洁，并放置在固定的位置，避免受压。

八、显微镜的安全使用

手术显微镜是显微外科手术的主要设备，其能使手术者完成常规手术技术不能完成的操作。

1. 手术显微镜的构造　① 观察系统，包括目镜、变倍组合镜片、物镜、助手镜及其他装置，如分光器、镜身倾斜及旋转装置等；② 照明系统；③ 控制系统；④ 支架系统；⑤ 附属装置，如各种放大倍数的目镜和物镜、示教镜、摄像、摄影、电视装置等。

2. 手术显微镜的操作方法

（1）先将底座的刹车装置放松，各节横臂收拢，旋紧制动手轮，推至手术台旁。根据手术部位安放显微镜，其位置应使显微镜位于可调节范围的中间位置，并使之正对手术野的中心，避免横臂过长。确定后立即将底座的刹车固定，并将各制动手轮重新旋紧。

（2）插上电源插座，安放脚控踏板，开启电源开关。

（3）调节光源：调节光源时应从最小的亮度开始，但不可调至最亮处。

（4）调节目镜：眼的屈光度因人而异，因此，术者应在术前将自己的目镜预先加以调整。

（5）调节焦距：目镜调好后，即可以通过显微镜的上、下或左、右移动来调整目镜焦距，达到最大清晰度。

（6）手术中的使用：调整好后，原则上不要再做调整，但实际上由于手术部位局部变动，还常常须作上、下或左、右等方向的变动。此时，应在无菌条件下进行操作。最好的方法是使用一次性无菌显微镜透明塑料薄膜套，把显微镜的镜头及前臂套好，再将镜头下相应的薄膜去掉，以方便术者在无菌状态下随意调节，或将各调节手轮用灭菌的橡皮套套上并进行调节。

（7）摄影：现代显微镜均附加摄影装置，可摄取手术中影像资料。

3. 安全使用注意事项

（1）移动时应尽量在较低的位置推动支架，禁止将显微镜主体或观察镜等附加装置作为推动手柄使用。推动时要慢、稳，避免翻倒或碰撞，确定位置后，应将制动手轮松开。

（2）使用完毕后应将亮度调至最小再关闭电源开关，以延长灯泡的使用寿命。

（3）加强手术显微镜的维护及保养。手术显微镜的光学系统、照明系统和电器线路组成复杂，结构精确。因此，日常应注意正确使用、维护和保养。

1）注意防尘、防潮、防高温或温差剧变：每次使用完毕应用防尘布罩盖住显微镜，保持显微镜光学系统的清洁，透镜表面定期用软毛掸笔或橡皮球将灰尘掸去或吹去，然后用脱脂棉蘸 95：5 的乙醚和无水酒精混合液，轻轻抹镜头表面，操作时应从中央到周边反复轻抹直至干净，切勿抹拭镜头的内面，以免损伤透镜。每天用拭镜纸抹试镜头表面即能达到清洁目的。放置间应有空调器控制温、湿度，相对湿度不超过 60% ~ 65%，以保持仪器的干燥。暂不使用的光学部分应放置于干燥箱或干燥瓶内，同时加入硅胶干燥剂。若镜筒内受潮，则将目镜、物镜和示教镜等卸下，置于干燥箱内干燥后再用。

2）防止振动和撞击：尽可能固定放置于专科手术间内，避免频繁移动。每次使用完毕后收拢各横臂，拧紧制动旋钮，锁定底座的固定装置。

3）注意保护导光纤维和照明系统：导光纤维系统是手术显微镜的重要部分。保护不良和使用时间过久，导致光通量下降，会严重影响光照强度。使用时切勿强行牵拉和折叠，使用完毕后注意理顺线路，不可夹压或缠绕于支架。导光纤维的两端须定期清洁，防止污染和积尘。

4）保持各部位的密封性：严禁随意拆卸目镜、示教镜等可卸部分，拆卸后应立即加防护盖。仪器保管不良，密封性破坏，外界的潮气进入仪器内，均可导致仪器内部发霉、生锈。

5）保护脚控开关：使用时，切勿用力过快、过猛。快、慢挡转换和上、下反向运动应有一定的时间间隔，以保证电机的正常功能。旋转各装置时，只能尽两个手指最大量，不可借扳手、老虎钳类等工具强行用力。

6）定期保养：正常情况下，每 6 个月请专业人员保养 1 次，发现异常情况应及时通知维修。

九、激光机的安全使用

1. 原理和特点

（1）原理：激光是一种特殊的光，一种不需电离的辐射。激光的能量来自于 1 个受激原子释放的光子能，是受激辐射所产生的光放大。在光谱里激光分布于紫外线（180 ~ 400nm）、可见光（400 ~ 780nm）和红外线区域（780 ~ 10^6nm）。

（2）特点：每一种激光通常只有一个波长或颜色（单色），沿一个方向发射（平行）。与普通光的最大区别在于激光是一种单色性好、方向性和相干性强、亮度高的光。这些特性使激光在医疗上有特殊效果。生物组织在吸收激光后会产生一系列的生物效应，如光热效应、压强效应、强电场效应、光化学效应、弱激光的刺激效应等。根据这些生物效应可以研制出不同类型的医用激光机，从而达到治疗各种疾病的目的。

2. 操作步骤

（1）开机步骤

1）检查并安插电源插头，打开激光机的电源总开关。

2）打开钥匙开关。

3）等待1~2分钟后启动触发开关。

4）根据手术范围调节功率，工作期间应注意防护。

（2）关机步骤

1）先将功率调节按钮回归零位，再卸下光纤。

2）关闭钥匙开关。

3）等待3~5分钟后先关闭激光机的电源总开关，再拔掉电源。

3. 激光机使用注意事项　激光机属于贵重、精密仪器，若使用不当，一方面可缩短使用寿命，另一方面可对手术人员、患者及其他工作人员的皮肤、眼造成意外伤害。因此，必须注意：

（1）移动时，禁止剧烈振动，机器四周不能放置液体，以防机体受损、出现电意外。

（2）只有接受过正规培训后的人员才可操作激光机。

（3）激光机使用过程中应注意

1）开关位置应在"准备"状态。不使用时，开关位置应在"待机"状态。

2）瞄准光束应该精确校准，做好使用准备。

3）激光器的激发踏板应妥善放置，防止意外触发。

4）有意外情况时，立即按下"紧急"按钮关闭机器。

（4）激光机内部有很多精密的光学元件，应注意防潮、防尘，以防光学镜面发霉而降低光学性能。灰尘可致激光机能量下降从而影响正常使用，光纤连接口不能用手指触摸，使用完毕后应立即套上保护套，以防灰尘进入机内。

（5）正确连接激光机的输出系统，在各种附属设备都正常工作后才开始使用激光。不要将激光机的脚踏开关靠近其他设备的开关，以确保准确控制。

（6）光纤管理：光纤不可屈曲放置，防重压或摔落；光纤头应套上保护套；光纤可多次使用，须重复使用的光纤可采用低温灭菌法灭菌。

（7）做好安全防护

1）保护眼、皮肤：使用激光时，应戴专用防护镜。显微镜和内镜上应配备滤镜。不能直接将皮肤暴露在紫外线激光中，紫外线B和紫外线C能引发辐射癌症，紫外线A能使皮肤深层部组织过热。使用后的激光手柄末端应该放置在湿布巾上，以防热灼伤。

2）防止激光仪器的反射损害：手术间内应尽量避免放置具有镜面反射的物品，如手术器械、仪器表面的反光等。不锈钢、窗户、玻璃、镜子、患者的牙齿等反光表面应使用无菌布单遮盖，以减少激光光束反激。

3）环境安全：激光操作应尽量在暗室内进行，墙壁不宜用反光强的涂料。在激光使用期间,手术间门口应贴有警示标志或设置警告灯。警示标志应标示出激光种类、波长、危害等级和特性。无关人员不得进入。组织气化时产生的烟雾、气体含有病毒、细菌、有毒物质或致癌物质,可随微粒播散,对工作人员和患者的呼吸道有一定的损害,所以应戴过滤性强的激光呼吸面具(过滤颗粒 $<0.5\mu m$),以减少烟雾吸入。安装通风设备,有木炭和高效微粒空气滤网的除烟器等。

4)减少化学伤害:小心处理激光器所用的染料媒质。

5)注意防火:激光机能量很高,在使用过程中,无菌手术布单应为不易燃烧或阻燃材料。激光治疗部位附近使用湿布单,选择不含有酒精的皮肤消毒溶液。禁止将激光对准含酒精的液体、干燥的敷料等照射。手术区不可使用含酒精的麻醉药。使用激光时,氧气、氧化亚氮等助燃气体使用量应调到最低或暂停,减少火灾或爆炸危险性。手术间内或附近应准备灭火器。

十、手术床的安全使用

手术床是提供麻醉和手术的设备平台,手术床使用与管理的好坏将直接影响麻醉、手术的进程和患者的安全。因此,科学、规范的管理至关重要。现代手术床有多功能、智能化趋势,以适应不同外科手术的需要。坚固、可靠、耐用、安全、功能完备、操作简便、舒适省力是现代手术床的基本要求。手术床有电动调节式和液压调节式两种,前者通过电脑控制板调节,使用方便快捷,但价格较为昂贵。安全使用手术床要注意以下方面:

1. 按下手按控制器面板上的电源开关,以进入操作准备阶段。

2. 正确启动与释放底座刹车:踩下底座旁的刹车踏板,并移到固定杆下固定,以启动中央机械式刹车装置来固定手术台。

3. 防止倾倒 打开底座刹车后,未锁定手术床,此时操作手术床或搬移患者,可发生手术床移位、倾倒,或患者坠床。因此,完成调节后一定要锁定手术床。

4. 防止夹伤或压伤 当释放底座刹车时,请勿把脚放置于底座下。

5. 防止绊倒 电源线放于适当的位置,避免工作人员被绊倒。

6. 防止触电 当电器检修盖或控制零组件被移走时,请勿操作或维修手术床。

7. 控制板应挂在手术床侧面滑轨上,其线路应避免夹伤、压伤。

8. 勿放置重物于电源线上或让推车碾过电源线。

9. 勿让患者坐于手术床的头板、臂板或脚板上,过重可造成配件弯曲损坏。头板与脚板最大载重量为40kg,当两脚板分开超过45°时,只可载重20kg。手术床承受的重量不宜超过150kg。

10. 勿将物品、配件或重物置于手术床底座的外盖上。

11. 勿使用清洁剂和清水喷洒或冲洗底座，以防电气控制系统短路、零部件生锈或故障。

12. 勿连续操作油压马达超过 5 分钟以上，以避免故障。

13. 购置时尽量统一厂家，以减少使用和管理的混乱。同时配件也可通用，可避免重复购置、资源浪费。

14. 做好配件管理，配件暂不使用时应有序地放置在专用搁置架上，定期检查，以防遗失和损坏。

15. 掌握手术床的正确调节方法及不同配件的用途与安装。

16. 定期检查手术床的功能，由专业人员做好保养工作。电动调节式手术床要及时充电，以便使用。

十一、手术灯的安全使用

随着外科手术的发展，对手术灯的照明要求越来越高。手术灯种类较多，有移动式、吊顶式、壁挂式、单头、多头及子母灯系列等。其中吊顶式较常用，大手术间适宜安装子母系列灯，以适应大手术的需要。

1. 现代手术灯的特点

（1）无影、冷光、多反射系统设计，确保手术区域无影。有冷光源过滤器和冷光反射镜，最大程度地减少热辐射。

（2）灯的外形设计符合层流净化手术部（室）要求，确保手术间的净化空气能顺利地进行对流循环，使手术区域保持洁净状态。

（3）结构轻巧且调节范围广，稳定性好，并有可卸式的调节灯柄，以便术者在术中随意调节。

（4）光线色彩逼真，接近自然光，使人容易辨别出各种组织的最细微差异，同时可减少手术人员的视觉疲劳。

（5）预留中央摄像系统，以供教学、科研及管理使用。

2. 使用注意事项

（1）经常检查无影灯的紧固件是否松动，防止意外事故。

（2）非专业人员切勿随意拆卸无影灯或控制电路。

（3）调节灯柄每次使用完毕后应卸下进行清洁、灭菌。调节控制面板上的按键时，切勿用力过大，以免损伤膜片导致破损从而失去控制。

（4）调节手术灯位置时，应注意摆动范围，勿碰撞吊塔或输液架等。

（5）做好手术灯的清洁工作，手术前半小时及手术后均应清洁 1 次，应确保无尘、无污迹。

（6）更换灯泡后，应将各部位妥善固定以防意外，并确认灯泡匹配无误方可使用。

第十节　导尿术操作规范

一、女患者导尿术

女性尿道短，长 3～5cm，富于扩张性，尿道外口在阴蒂下方，呈矢状裂，插导尿管时应正确辨认。

1. 目的

（1）直接从膀胱导出不受污染的尿标本，作细菌培养，测量膀胱容量、压力及检查残余尿量，鉴别尿闭及尿潴留，以助诊断。

（2）为尿潴留患者放出尿液，以减轻痛苦。

（3）盆腔内器官手术前，为患者导尿，以排空膀胱，避免手术中误伤。

（4）昏迷、尿失禁或会阴部有损伤时，留置导尿管以保持局部干燥、清洁。某些泌尿系统疾病手术后，为促使膀胱功能的恢复及切口的愈合，常需做留置导尿术。

（5）抢救休克或垂危患者，正确记录尿量、比重，以观察肾功能。

2. 操作步骤

（1）备好用物携至病床旁边，核对后，向患者说明目的，以取得合作。

（2）关闭门窗，必要时用屏风遮挡患者。

（3）能自理的患者，嘱其清洗外阴；不能起床的患者，协助其清洗外阴。

（4）协助患者脱对侧裤腿，盖于近侧腿上，并用浴巾遮盖，对侧用盖被遮盖。患者取仰卧屈膝位，两腿自然分开，暴露外阴。铺橡胶单和治疗巾（或一次性尿垫）于臀下。

（5）弯盘放于近会阴处，左手戴无菌手套，将已备好的消毒用物置于患者两腿之间，右手持止血钳夹消毒液棉球，进行初步消毒，其原则由上至下，由外向内。顺序是：阴阜、两侧大阴唇、两侧小阴唇、尿道口，最后一个棉球消毒尿道口至肛门，每个棉球只用 1 次。消毒完毕，脱去手套，将弯盘及治疗碗移至床尾。

（6）在两腿间打开导尿包，按无菌操作将内层治疗巾打开，戴无菌手套，铺好洞巾，与治疗巾形成无菌区，按操作顺序摆放用物，润滑导尿管前端放好备用。

（7）以左手拇、示指分开并固定小阴唇，右手持止血钳夹消毒棉球再次消毒，原则是由上向下，由内向外。顺序是：尿道口、两侧小阴唇、尿道口，每个棉球只用一次。污染物放于床尾弯盘内。

（8）嘱患者张口呼吸，左手固定小阴唇不放，右手另换一止血钳持导尿管轻轻插入尿道 4~6cm，见尿流出后再插入 1~2cm，左手松开小阴唇，固定导尿管。

（9）引流尿液，治疗碗内尿液盛满后，用止血钳及时夹住导尿管末端，将尿液倒入便盆内。

（10）如需留尿培养标本，用无菌标本瓶或试管接取中段尿 5ml，妥善放置。

（11）导尿毕，用纱布包裹导尿管，轻轻拔出，脱去手套，撤去洞巾，清理用物。

（12）协助患者穿裤，整理床单位。

（13）测量尿量，送验标本。

（14）洗手，记录。

3. 注意事项

（1）用物必须严格消毒灭菌，并按无菌操作进行，以防感染。

（2）若导尿管误入阴道，应更换导尿管后重新插入。

（3）选择光滑和粗细适宜的导尿管，插管动作应轻慢，以免损伤尿道黏膜。

（4）若膀胱高度膨胀，患者又极度衰弱，第一次放尿不应超过 1000ml。因大量放尿，可导致腹腔内压力突然降低，大量血液滞留在腹腔血管内，引起血压突然下降，产生虚脱。另外，膀胱突然减压，可引起膀胱黏膜急剧充血，发生血尿。

二、男患者导尿术

导尿术本身为侵入性操作，针对男患者尿道较长的特点，将操作时机从患者清醒时调整到麻醉后进行，能有效减少患者的不适感。

1. 目的

（1）用于患者手术中持续排空膀胱，避免术中误伤。

（2）患者尿道损伤早期或者手术后作为支架引流，经导尿管对膀胱进行药物灌注治疗。

（3）抢救休克或者危重患者，准确记录尿量、比重，为病情变化提供依据。

（4）为患者测定膀胱容量、压力及残余尿量，向膀胱注入造影剂或气体等协助诊断。

2. 操作步骤

（1）患者清醒时，核对患者，并予以解释。

（2）选择合适的导尿包，检查导尿包灭菌有效期及包装完整性，备齐用物携至床旁，放置于床尾托盘上。

（3）将患者取仰卧屈膝位，两腿略外展，充分暴露外阴。

（4）再次检查导尿包灭菌有效期及包装完整性，拆开导尿包放于患者两腿之间，打开第一层，将棉球倒入弯盘内。

（5）操作者左手戴手套，右手持镊子夹取棉球消毒左右腹股沟、左右阴囊、阴茎背侧、阴茎腹侧。然后左手用无菌纱布裹住阴茎将包皮向后推暴露尿道外口，自尿道口向外向后旋转擦拭尿道口、龟头及冠状沟。污棉球扔于污物桶内。

（6）按无菌操作打开导尿包第二层。

（7）戴无菌手套，铺洞巾，使洞巾和导尿包第二层治疗巾内层形成无菌区。

（8）按操作顺序准备好用物：将艾利克棉球倒于弯盘内；检查尿管是否通畅、气囊是否漏水；用润滑油棉球润滑导尿管前段；将引流袋和尿管相连接。

（9）左手用无菌纱布裹住阴茎并提起，使之与腹壁成60°角，将包皮向后推，以暴露出尿道外口。右手持镊子夹取棉球消毒尿道外口、龟头及冠状沟，第4个棉球加强消毒尿道外口。

（10）左手保持固定阴茎，右手将方盘移至会阴部，再用另一镊子夹取尿管前段对准尿道外口轻轻插入尿道20～22cm，见尿液流出后再插入6cm左右，向尿管气囊内注入适量的无菌水，轻轻向外牵拉尿管，确认气囊置于尿道内口处，将包皮还纳。

（11）将引流袋妥善固定于床旁，清理用物。

（12）协助患者穿好裤子，盖好被子。

（13）将留置时间的标签贴于尿袋上，医嘱签字。

3. 注意事项

（1）操作过程中禁止跨越无菌区。

（2）遇有阻力，特别是尿管经尿道内口、膜部、尿道外口的狭窄部、耻骨联合下方和前下方处的弯曲部时，慢慢插入尿管，注意保护患者。

（3）手术患者建议在麻醉后导尿。

第六章　洁净手术部（室）护理应急预案

手术部（室）是医院外科手术治疗和危重患者抢救的重要场所，其环境和所有患者的情况均是动态的，存在许多不可预知的风险。因此，制定常见紧急情况的应急预案，明确指导工作人员有效应对突发事件，对提高护士处理意外事件的能力，保障患者和工作人员的安全是非常重要的。

一、抽搐的应急预案

患者突然发生抽搐的应急措施见图 6-1。

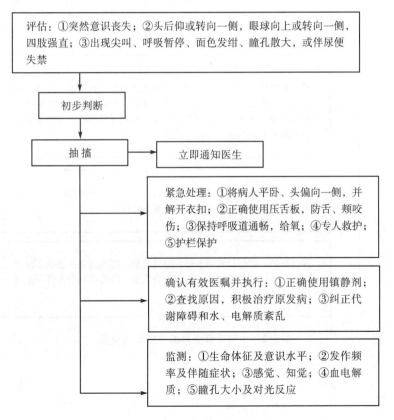

图 6-1　抽搐的应急预案流程

二、Ⅰ型呼吸衰竭的应急预案

患者发生Ⅰ型呼吸衰竭的应急措施见图6-2。

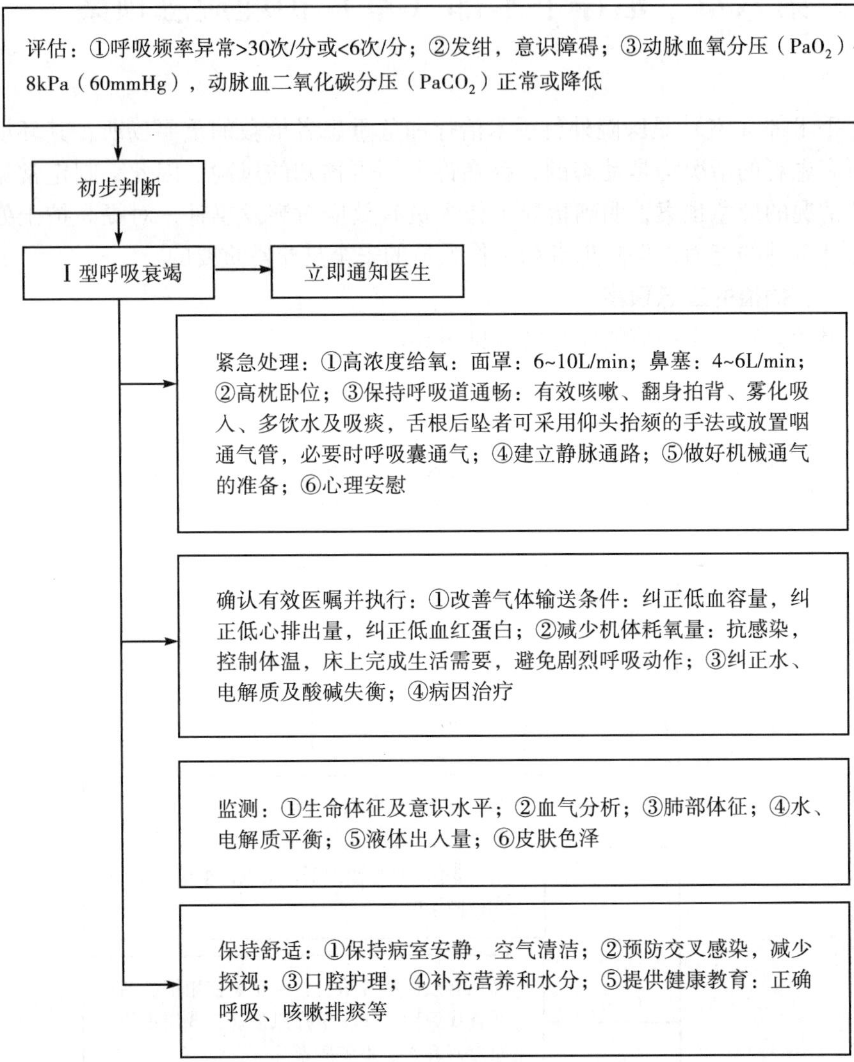

评估：①呼吸频率异常>30次/分或<6次/分；②发绀，意识障碍；③动脉血氧分压（PaO_2）< 8kPa（60mmHg），动脉血二氧化碳分压（$PaCO_2$）正常或降低

初步判断

Ⅰ型呼吸衰竭　→　立即通知医生

紧急处理：①高浓度给氧：面罩：6~10L/min；鼻塞：4~6L/min；②高枕卧位；③保持呼吸道通畅：有效咳嗽、翻身拍背、雾化吸入、多饮水及吸痰，舌根后坠者可采用仰头抬颏的手法或放置咽通气管，必要时呼吸囊通气；④建立静脉通路；⑤做好机械通气的准备；⑥心理安慰

确认有效医嘱并执行：①改善气体输送条件：纠正低血容量，纠正低心排出量，纠正低血红蛋白；②减少机体耗氧量：抗感染，控制体温，床上完成生活需要，避免剧烈呼吸动作；③纠正水、电解质及酸碱失衡；④病因治疗

监测：①生命体征及意识水平；②血气分析；③肺部体征；④水、电解质平衡；⑤液体出入量；⑥皮肤色泽

保持舒适：①保持病室安静，空气清洁；②预防交叉感染，减少探视；③口腔护理；④补充营养和水分；⑤提供健康教育：正确呼吸、咳嗽排痰等

图6-2　Ⅰ型呼吸衰竭的应急预案流程

三、Ⅱ型呼吸衰竭的应急预案

患者发生Ⅱ型呼吸衰竭时的紧急救护措施见图6-3。

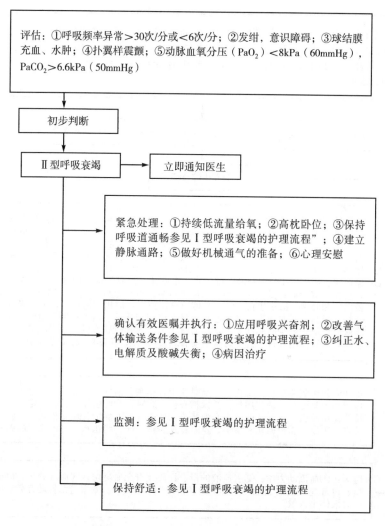

图6-3　Ⅱ型呼吸衰竭的应急预案流程

四、低心排综合征的应急预案

患者发生低心排综合征时的紧急救护措施见图6-4。

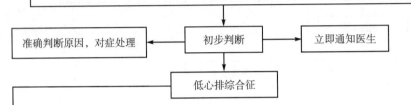

评估：①心脏手术后；②收缩压值降低（<90mmHg），CVP升高（>15cmH₂O），呼吸急促，PaO₂上升，心率快，脉压减少，脉搏细弱；③尿少［<0.5ml/（kg·h）］，皮肤湿冷，出现花纹，面色苍白，发绀，肛温与皮温相差3~5℃，出现烦躁不安等神志改变

准确判断原因，对症处理 ← 初步判断 → 立即通知医生

低心排综合征

紧急处理：①心脏压塞所致者：一旦确诊，紧急再次开胸手术，清除积血或血凝块，准备手术过程中，应反复挤压引流管，尽可能引流出部分积血，极危重患者，可在床旁从正中胸骨切口最低部打开，用戴无菌手套的手指伸入心包或用消毒的引流管吸出心包积血或血块，减轻症状；②有效血容量不足所致者：根据血细胞比容（HCT），积极补充血容量，HCT为30%~35%时给予输全血，HCT>40%可输血浆，根据CVP合理补液，维持水、电解质、酸碱平衡，遵医嘱用止血药，合理止血，减少血容量丧失，参照激活全血凝固时间（ACT）值，遵医嘱给予鱼精蛋白中和肝素，减少出血；③心功能不全所致者：应用多巴胺、肾上腺素等强心药物，提高心肌收缩力，增加心排出量，应用硝普钠、酚妥拉明等血管扩张剂，降低后负荷，减少心肌耗氧，增加心排出量，改善冠脉血供，根据CVP，严格记录并控制液体出入量，必要时做主动脉球囊反搏术（IABP）辅助循环功能

确认有效医嘱并执行：①正确、及时使用各类血管活性药，必须标记鲜明，根据血流动力学变化，调整用量；②保持心包、纵隔、胸腔引流管通畅，定时挤压，持续低压吸引；③保证两路中心静脉置管通路，根据病情合理安排晶体、胶体溶液输入顺序；④根据化验结果，及时补钾、钙、镁，纠正水、电解质、酸碱失调

监测：①血流动力学；②引流液的量、性质及有无血凝块；③血气分析、血电解质、血常规；④ACT值：正常80~110秒；⑤末梢循环；⑥血管活性药疗效；⑦每小时液体出入量

图6-4 低心排综合征的应急预案流程

五、感染性休克的应急预案

患者发生感染性休克时的紧急救护措施见图6-5。

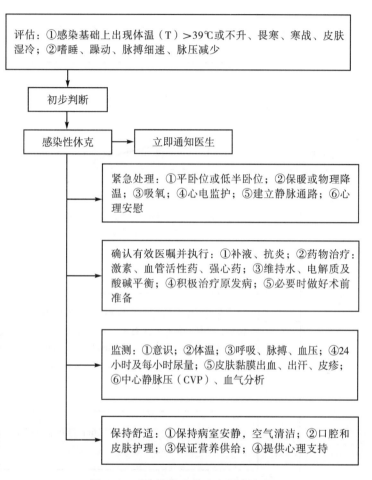

图 6-5　感染性休克的应急预案流程

六、低血容量性休克的应急预案

患者发生低血容量性休克时的紧急救护措施见图6-6。

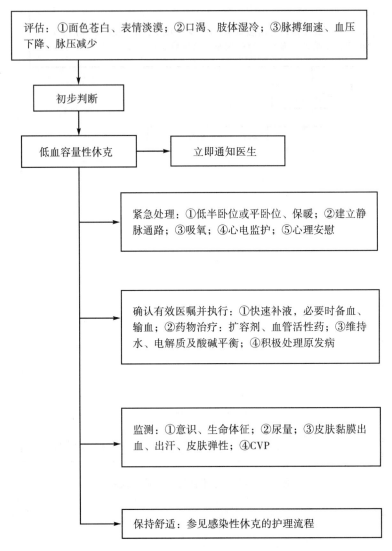

图6-6   低血容量性休克的应急预案流程

七、过敏性休克的应急预案

患者发生过敏性休克时的紧急救护措施见图6-7。

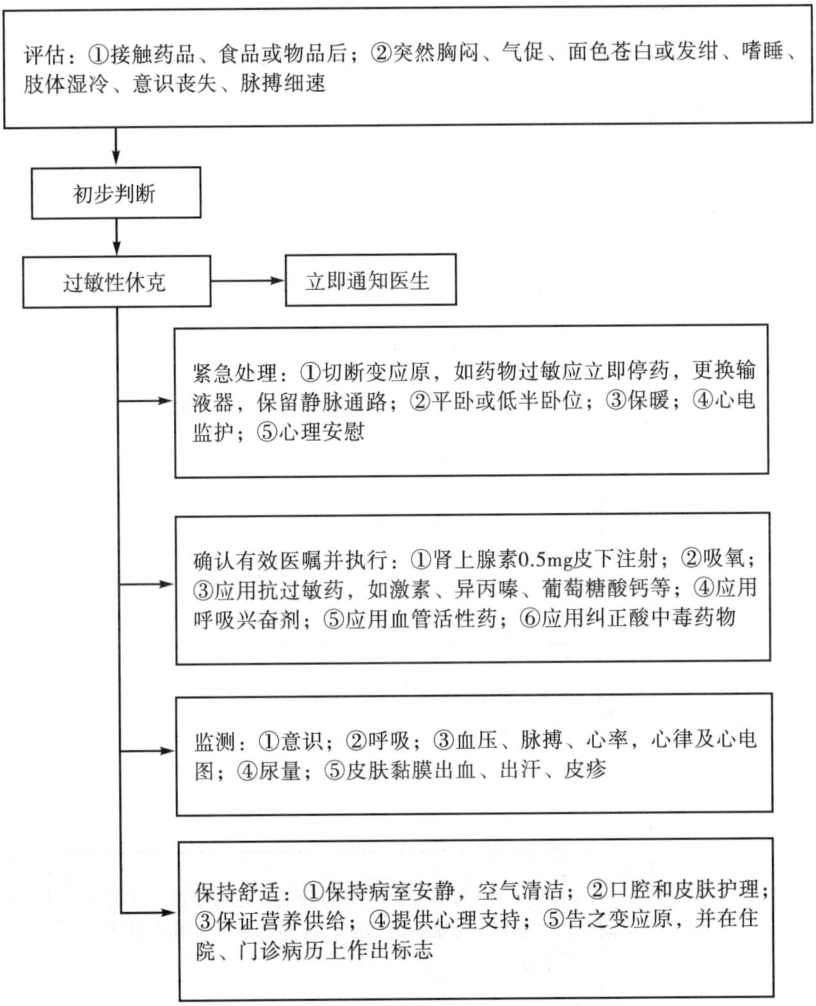

```
┌─────────────────────────────────────────────────────┐
│ 评估：①接触药品、食品或物品后；②突然胸闷、气促、面色苍白或发绀、嗜睡、│
│ 肢体湿冷、意识丧失、脉搏细速                          │
└─────────────────────────────────────────────────────┘
                  │
          ┌───────────┐
          │ 初步判断  │
          └───────────┘
                  │
      ┌───────────┐      ┌─────────────┐
      │ 过敏性休克 │─────→│ 立即通知医生 │
      └───────────┘      └─────────────┘
          │
          │   ┌─────────────────────────────────────────────┐
          ├──→│ 紧急处理：①切断变应原，如药物过敏应立即停药，更换输│
          │   │ 液器，保留静脉通路；②平卧或低半卧位；③保暖；④心电│
          │   │ 监护；⑤心理安慰                              │
          │   └─────────────────────────────────────────────┘
          │
          │   ┌─────────────────────────────────────────────┐
          ├──→│ 确认有效医嘱并执行：①肾上腺素0.5mg皮下注射；②吸氧；│
          │   │ ③应用抗过敏药，如激素、异丙嗪、葡萄糖酸钙等；④应用│
          │   │ 呼吸兴奋剂；⑤应用血管活性药；⑥应用纠正酸中毒药物│
          │   └─────────────────────────────────────────────┘
          │
          │   ┌─────────────────────────────────────────────┐
          ├──→│ 监测：①意识；②呼吸；③血压、脉搏、心率，心律及心电│
          │   │ 图；④尿量；⑤皮肤黏膜出血、出汗、皮疹          │
          │   └─────────────────────────────────────────────┘
          │
          │   ┌─────────────────────────────────────────────┐
          └──→│ 保持舒适：①保持病室安静，空气清洁；②口腔和皮肤护理；│
              │ ③保证营养供给；④提供心理支持；⑤告之变应原，并在住│
              │ 院、门诊病历上作出标志                        │
              └─────────────────────────────────────────────┘
```

图 6-7 过敏性休克的应急预案流程

八、急性肺水肿的应急预案

患者发生急性肺水肿时的紧急救护措施见图6-8。

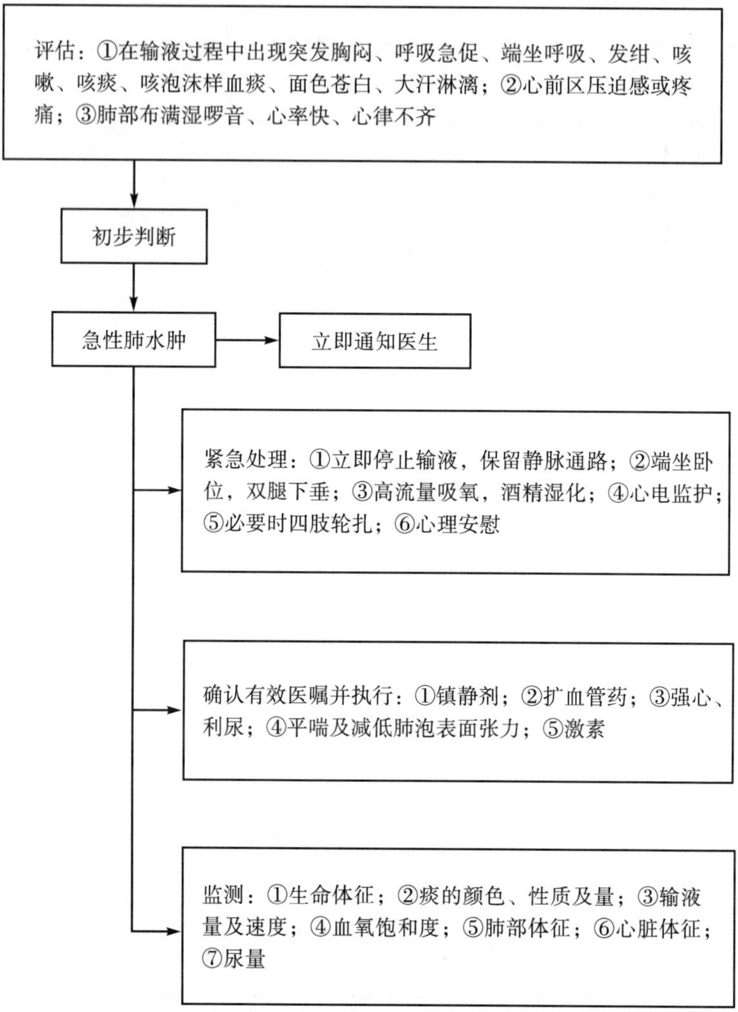

评估：①在输液过程中出现突发胸闷、呼吸急促、端坐呼吸、发绀、咳嗽、咳痰、咳泡沫样血痰、面色苍白、大汗淋漓；②心前区压迫感或疼痛；③肺部布满湿啰音、心率快、心律不齐

初步判断

急性肺水肿 → 立即通知医生

紧急处理：①立即停止输液，保留静脉通路；②端坐卧位，双腿下垂；③高流量吸氧，酒精湿化；④心电监护；⑤必要时四肢轮扎；⑥心理安慰

确认有效医嘱并执行：①镇静剂；②扩血管药；③强心、利尿；④平喘及减低肺泡表面张力；⑤激素

监测：①生命体征；②痰的颜色、性质及量；③输液量及速度；④血氧饱和度；⑤肺部体征；⑥心脏体征；⑦尿量

图6-8　急性肺水肿的应急预案流程

九、急性呼吸窘迫综合征的应急预案

患者发生急性呼吸窘迫综合征时的紧急救护措施见图6-9。

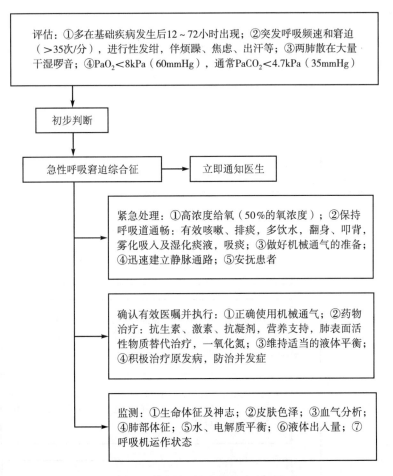

评估：①多在基础疾病发生后12～72小时出现；②突发呼吸频速和窘迫（＞35次/分），进行性发绀，伴烦躁、焦虑、出汗等；③两肺散在大量干湿啰音；④PaO$_2$＜8kPa（60mmHg），通常PaCO$_2$＜4.7kPa（35mmHg）

初步判断

急性呼吸窘迫综合征 ──→ 立即通知医生

紧急处理：①高浓度给氧（50％的氧浓度）；②保持呼吸道通畅：有效咳嗽、排痰，多饮水，翻身、叩背，雾化吸入及湿化痰液，吸痰；③做好机械通气的准备；④迅速建立静脉通路；⑤安抚患者

确认有效医嘱并执行：①正确使用机械通气；②药物治疗：抗生素、激素、抗凝剂，营养支持，肺表面活性物质替代治疗，一氧化氮；③维持适当的液体平衡；④积极治疗原发病，防治并发症

监测：①生命体征及神志；②皮肤色泽；③血气分析；④肺部体征；⑤水、电解质平衡；⑥液体出入量；⑦呼吸机运作状态

图6-9 急性呼吸窘迫综合征的应急预案流程

十、急性左心衰竭的应急预案

患者发生急性左心衰竭时的紧急救护措施见图 6-10。

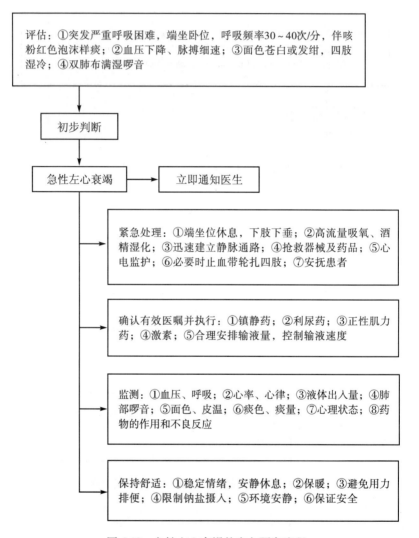

图 6-10　急性左心衰竭的应急预案流程

十一、空气栓塞的应急预案

患者发生空气栓塞时的紧急救护措施见图 6-11。

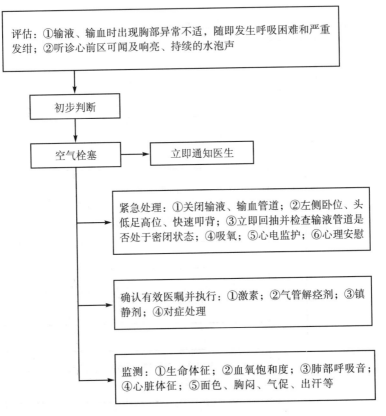

图 6-11 空气栓塞的应急预案流程

十二、麻醉后躁动的应急预案

患者在麻醉后发生躁动时的紧急救护措施见图6-12。

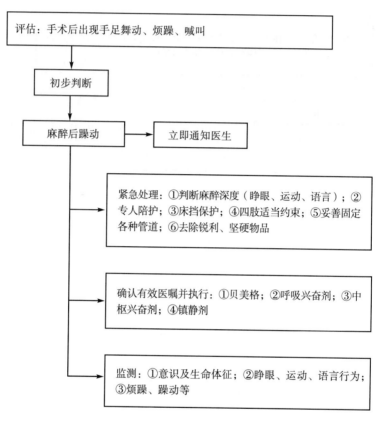

图 6-12　麻醉后躁动的应急预案流程

十三、气管套管滑脱的应急预案

患者发生气管套管滑脱时的紧急救护措施见图 6-13。

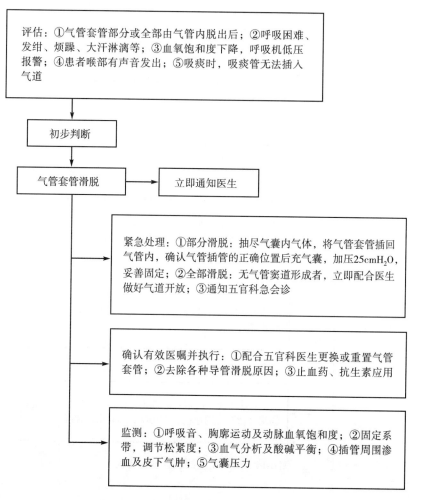

评估：①气管套管部分或全部由气管内脱出后；②呼吸困难、发绀、烦躁、大汗淋漓等；③血氧饱和度下降，呼吸机低压报警；④患者喉部有声音发出；⑤吸痰时，吸痰管无法插入气道

初步判断

气管套管滑脱 → 立即通知医生

紧急处理：①部分滑脱：抽尽气囊内气体，将气管套管插回气管内，确认气管插管的正确位置后充气囊，加压25cmH$_2$O，妥善固定；②全部滑脱：无气管窦道形成者，立即配合医生做好气道开放；③通知五官科急会诊

确认有效医嘱并执行：①配合五官科医生更换或重置气管套管；②去除各种导管滑脱原因；③止血药、抗生素应用

监测：①呼吸音、胸廓运动及动脉血氧饱和度；②固定系带，调节松紧度；③血气分析及酸碱平衡；④插管周围渗血及皮下气肿；⑤气囊压力

图 6-13 气管套管滑脱的应急预案流程

十四、溶血反应的应急预案

患者发生溶血反应时的紧急救护措施见图6-14。

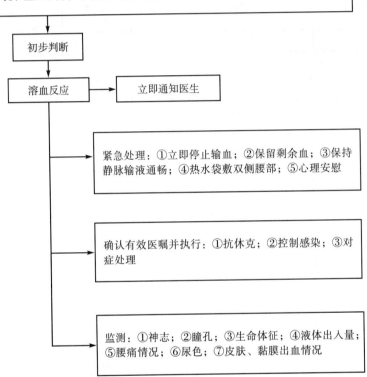

图6-14 溶血反应的应急预案流程

十五、心源性休克的应急预案

患者发生心源性休克时的紧急救护措施见图6-15。

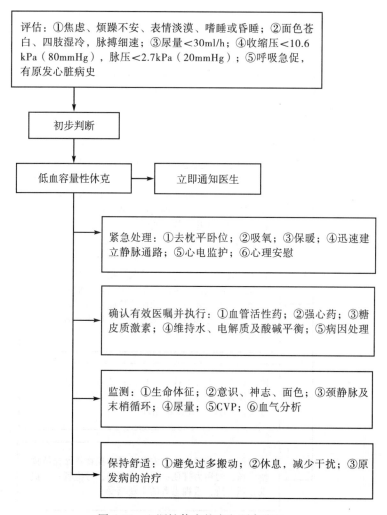

图6-15 心源性休克的应急预案流程

十六、心脏骤停的应急预案

患者发生心脏骤停时的紧急救护措施见图 6-16。

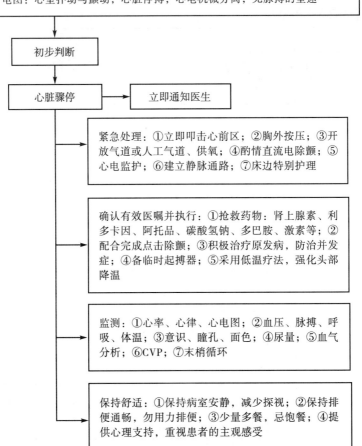

图 6-16　心脏骤停的应急预案流程

十七、大出血的应急预案

患者大出血时的紧急救护措施见图 6-17。

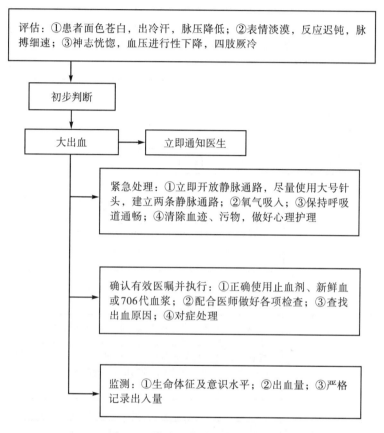

图 6-17　大出血的应急预案流程

十八、麻醉意外的应急预案

患者在麻醉过程中突然发生意外的紧急救护措施见图6-18。

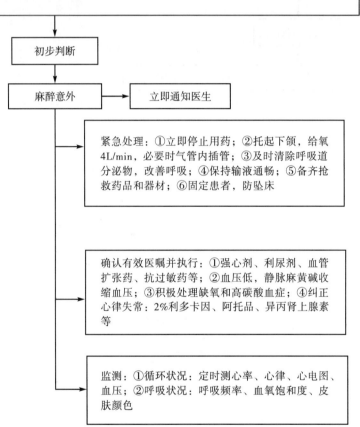

图6-18 麻醉意外的应急预案流程

十九、手术患者坠床/摔倒时的应急预案

患者发生坠床/摔倒时紧急救护措施见图6-19。

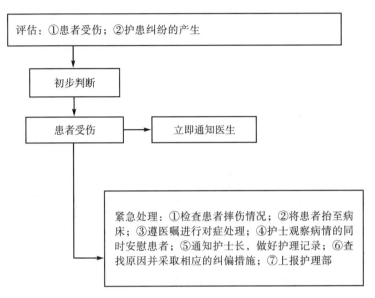

图6-19 手术患者坠床/摔倒时的应急预案流程

二十、失窃的应急预案

发生失窃的应急措施见图6-20。

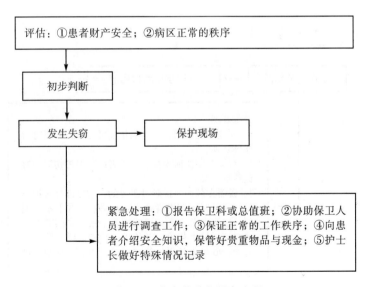

图6-20 失窃的应急预案流程

二十一、电灼伤的应急预案

发生电灼伤的应急措施见图6-21。

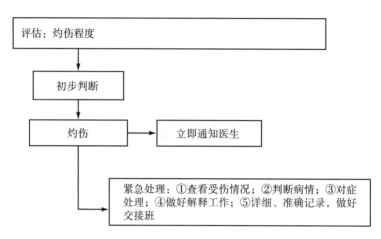

图6-21 电灼伤的应急预案流程

二十二、职业暴露性损伤的应急预案

工作人员在职业暴露中发生损伤紧急救护措施见图6-22。

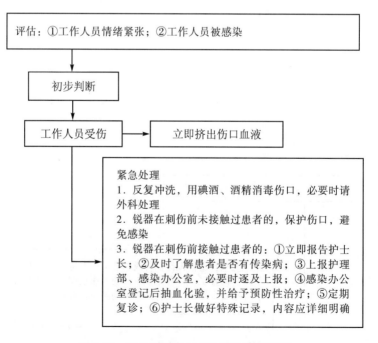

图6-22 职业暴露性损伤的应急预案流程

二十三、突然停气的应急预案

工作中突然发生停气时的紧急救护措施见图6-23。

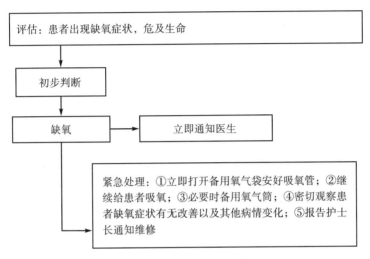

图 6-23 突然停气的应急预案流程

二十四、突然停电的应急预案

工作中突然发生停电时的紧急救护措施见图6-24。

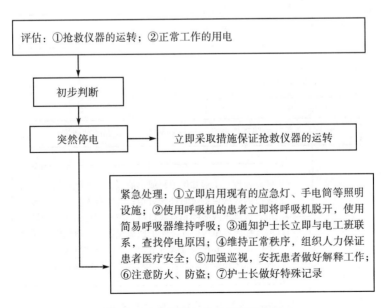

图 6-24 突然停电的应急预案流程

二十五、突然停水的应急预案

工作中突然发生停水时的紧急救护措施见图6-25。

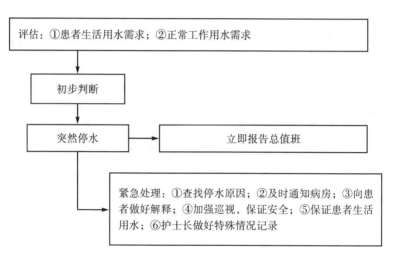

图 6-25 突然停水的应急预案流程

二十六、突然发生火灾的应急预案

工作中突然发生火灾时的紧急救护措施见图6-26。

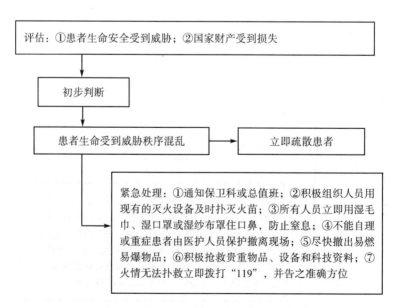

图 6-26 突然发生火灾的应急预案流程

附录一　洁净手术部（室）有关术语

1. 洁净手术室（clean operating room）　采用一定的空气洁净措施，使手术室达到一定的细菌浓度和空气洁净度级别。

2. 洁净手术部（clean operating department）　由洁净手术室和辅助用房组成的自成体系的功能区域。

3. 空气洁净度（air cleanliness）　表示空气洁净的程度，以含有的微粒（无生命微粒和有生命微粒）浓度衡量，浓度高则洁净度低；浓度低则洁净度高。

4. 空气洁净度级别（air cleanliness class）　以数字表示的空气洁净度等级，级别越高，数字越小，则洁净度越高；反之则洁净度越低。

5. 洁净度100级（cleanliness class 100）　大于等于 $0.5\mu m$ 的尘粒数大于 350 个/m³（0.35 个/L）且小于等于 3500 个/m³（3.5 个/L）。

6. 洁净度1000级（cleanliness class 1000）　大于等于 $0.5\mu m$ 的尘粒数大于 3500 个/m³（3.5 个/L）且小于等于 35000 个/m³（35 个/L）

7. 洁净度10000级（cleanliness class 10000）　大于等于 $0.5\mu m$ 的尘粒数大于 35000 个/m³（35 个/L）且小于等于 350000 个/m³（350 个/L）。

8. 洁净度100000级（cleanliness class 100000）　大于等于 $0.5\mu m$ 的尘粒数大于 350000 个/m³（350 个/L）且小于等于 3500000 个/m³（3500 个/L）。

9. 洁净度300000级（cleanliness class 300000）　大于等于 $0.5\mu m$ 的尘粒数大于 3500000 个/m³（3500 个/L）且小于等于 10500000 个/m³（10500 个/L）。

10. 单向流洁净室（unidirectional airflow clean room）　由流线平行、方向单一、速度均匀的气流流过房间工作区整个截面的洁净室。气流垂直于地面的为垂直单向流洁净室，气流平行于地面的为水平单向流洁净室。

11. 乱流洁净室（nonunidirectional airflow clean room）　气流不平行、方向不单一、流速不均匀，而且有交叉回旋的气流流过房间工作区整个截面的洁净室，又称非单向流洁净室。

12. 交竣状态洁净室（空态）（at-built clean room）　已建成并准备运行的、具有全部有关的设施及功能，但室内没有设备和人员的洁净室。

13. 待工状态洁净室（静态）（at-rest clean room）　室内设施及功能齐备，设备已安装并可运行，但无工作人员时的洁净室。

14. 运行状态洁净室（动态）（operational clean room）　正常运行、人员

进行正常操作时的洁净室。

15. 局部 100 级洁净区（local clean zone with cleanliness class 100） 以单向流方式，在室内局部地区建立的洁净度级别为 100 级的区域。

16. 级别上限（upper class limit） 级别含尘浓度的上限最大值。

17. 浮游菌浓度（airborne bacterial concentration） 对采样培养基经过培养得出的单位体积空气中的浮游菌数（CFU/m³）。

18. 沉降菌浓度（depositing bacterial concentration） 用直径为 90mm 的培养皿静置于室内 30 分钟，然后培养得出的每一皿的沉降菌落数（个/皿）。

19. 表面染菌密度（density of surface contaminated bacteria） 用特定方法擦拭表面并按要求培养后得出的菌落数（CFU/m²）。

附录二　医院手术部（室）管理规范

第一章　总　则

第一条　为加强医院手术安全管理，指导并规范医院手术部（室）管理工作，保障医疗安全，根据《医疗机构管理条例》、《护士条例》和《医院感染管理办法》等有关法规、规章，制定本规范。

第二条　本规范适用于各级各类医院。其他设置手术部（室）的医疗机构，参照本规范进行管理。

第三条　医院应当根据本规范，完善医院手术部（室）管理的各项规章制度、技术规范和操作规程，并严格遵守执行，加强手术安全管理，提高医疗质量，保障患者安全。

第四条　各级卫生行政部门应当加强对医院手术安全的管理工作，对辖区内医院手术部（室）的设置与管理进行指导和检查，保证患者安全和医疗质量。

第二章　基本条件

第五条　医院手术部（室）应当具备与医院等级、功能和任务相适应的场所、设施、仪器设备、药品、手术器械、相关医疗用品和技术力量，保障手术工作安全、及时、有效地开展。

第六条　手术部（室）应当设在医院内便于接送手术患者的区域，宜邻近重症医学科、临床手术科室、病理科、输血科（血库）、消毒供应中心等部门，周围环境安静、清洁。

医院应当设立急诊手术患者绿色通道。

第七条　手术部（室）的建筑布局应当遵循医院感染预防与控制的原则，做到布局合理、分区明确、标识清楚，符合功能流程合理和洁、污区域分开的基本原则。

手术部（室）应设有工作人员出入通道、患者出入通道，物流做到洁、污分开，流向合理。

第八条　手术间的数量应当根据医院手术科室的床位数及手术量进行设置，满足医院日常手术工作的需要。

第九条　手术间内应配备常规用药，基本设施、仪器、设备、器械等物品配备齐全，功能完好并处于备用状态。

手术间内部设施、温控、湿控要求应当符合环境卫生学管理和医院感染控制的基本要求。

第十条　手术部（室）应当根据手术量配备足够数量的手术室护士，人员梯队结构合理。

三级医院手术部（室）护士长应当具备主管护师及以上专业技术职务任职资格和5年及以上手术室工作经验，具备一定管理能力。二级医院手术部（室）护士长应当具备护师及以上专业技术职务任职资格和3年及以上手术室工作经验，具备一定管理能力。

手术室护士应当接受岗位培训并定期接受手术室护理知识与技术的再培训。

根据工作需要，手术室应当配备适当数量的辅助工作人员和设备技术人员。

第十一条　洁净手术部的建筑布局、基本配备、净化标准和用房分级等应当符合《医院洁净手术部建筑技术规范 GB50333－2002》的标准，辅助用房应当按规定分洁净和非洁净辅助用房，并设置在洁净和非洁净手术部的不同区域内。

第三章　手术安全管理

第十二条　手术部（室）应当与临床科室等有关部门加强联系，密切合作，以患者为中心，保证患者围术期各项工作的顺利进行。

第十三条　手术部（室）应当建立手术标本管理制度，规范标本的保存、登记、送检等流程，有效防止标本差错。

第十四条　手术部（室）应当建立手术安全核查制度，与临床科室等有关部门共同实施，确保手术患者、部位、术式和用物的正确。

第十五条　手术部（室）应当加强手术患者体位安全管理，安置合适体位，防止因体位不当造成手术患者的皮肤、神经、肢体等损伤。

第十六条　手术部（室）应当建立并实施手术中安全用药制度，加强特殊药品的管理，指定专人负责，防止用药差错。

第十七条　手术部（室）应当建立并实施手术物品清点制度，有效预防患者在手术过程中的意外伤害，保证患者安全。

第十八条　手术部（室）应当加强手术安全管理，妥善保管和安全使用易燃易爆设备、设施及气体等，有效预防患者在手术过程中的意外灼伤。

第十九条　手术部（室）应当制订并完善各类突发事件应急预案和处置流程，快速有效应对意外事件，并加强消防安全管理，提高防范风险的能力。

第二十条　手术部（室）应当根据手术分级管理制度安排手术及工作人员。

第二十一条　手术部（室）工作人员应当按照病历书写有关规定书写有关医疗文书。

第四章　医院感染预防与控制

第二十二条　手术部（室）应当加强医院感染管理，建立并落实医院感染预防与控制相关规章制度和工作规范，并按照医院感染控制原则设置工作流程，降低发生医院感染的风险。

第二十三条 手术部（室）应当通过有效的医院感染监测、空气质量控制、环境清洁管理、医疗设备和手术器械的清洗消毒灭菌等措施，降低发生感染的危险。

手术部（室）应当严格限制非手术人员的进入。

第二十四条 手术部（室）应当严格按照《医院感染管理办法》及有关文件的要求，使用手术器械、器具及物品，保证医疗安全。

第二十五条 手术部（室）的工作区域，应当每 24 小时清洁、消毒一次。连台手术之间、当天手术全部完毕后，应当对手术间及时进行清洁、消毒处理。

实施感染手术的手术间应当严格按照医院感染控制的要求进行清洁、消毒处理。

第二十六条 手术部（室）应当与临床科室等有关部门共同实施患者手术部位感染的预防措施，包括正确准备皮肤、有效控制血糖、合理使用抗菌药物以及预防患者在手术过程中发生低体温等。

第二十七条 医务人员在实施手术过程中，必须遵守无菌技术原则，严格执行手卫生规范，实施标准预防。

第二十八条 手术部（室）应当加强医务人员的职业卫生安全防护工作，制订具体措施，提供必要的防护用品，保障医务人员的职业安全。

第二十九条 手术部（室）的医疗废物管理应当按照《医疗废物管理条例》及有关规定进行分类、处理。

第五章 质量管理

第三十条 医院应当建立健全手术部（室）的质量控制和持续改进机制，加强质量管理和手术相关不良事件的报告、调查和分析，定期实施考核。

第三十一条 医院应当建立手术部（室）质量管理档案追溯制度，加强质量过程和关键环节的监督管理。

第三十二条 各级卫生行政部门应当加强对所辖区域医院手术部（室）工作的检查与指导，促进手术部（室）工作质量的持续改进和提高。

第六章 附 则

第三十三条 本规范自 2010 年 1 月 1 日起施行。

附录三 外科常用手术器械名称中英文对照

表1 常用手术器械名称中英文对照表

中文器械名称	英文器械名称
刀柄	scalpel handle
刀片	scalpel blade
电刀	electric knife
半月板刀	meniscotomy knife
植皮刀	dermatotome
胸骨刀	sternum knife
鼓膜刀	myringotome
鼻旋转刀	nasal revolving knife
鼻黏膜刀	nasal mucosa knife
血管钳	hemostat
弯血管钳	curved hemostat
组织钳	allis forceps
有齿钳	toothed forceps
直角钳	right angled forceps
血管吻合钳	vascular anastomosis forceps
哈巴狗式钳	bulldog forceps
肠钳	intestinal forceps
囊肿钳	cyst forceps
扁桃体钳	tonsil forceps
小胃钳	pylorus forceps, small
大胃钳	stomach forceps, large
无损伤血管钳	atraumatic haemostatic forceps
巾钳	towel forceps
蚊式钳	mosquito forceps
钢板钳	bone plate forceps
咬骨钳	bone rongeur
胆石钳	gall-stone forceps

续 表

中文器械名称	英文器械名称
肾石钳	kidney stone forceps
输尿管钳	ureter forceps
输尿管活检钳	ureteral biopsy forceps
膀胱镜活检钳	cystoscope biopsy forceps
肾蒂钳	kidney pedicle forceps
子宫颈单爪钳	tenaculum forceps
子宫颈双爪钳	volsella forceps
产钳	obstetrical forceps
宫颈活检钳	uterine biopsy forceps
持骨钳	bone holding forceps
双关节咬骨钳	double action bone rongeur
肺钳	lung forceps
肺异物钳	lung foreign body forceps
心耳钳	auricle forceps
动脉导管钳	ductus arteriosus forceps
银夹钳	clip applying forceps
子宫钳	uterine forceps
食管异物活检钳	esophageal biopsy forceps
乳突咬骨钳	mastoid rongeur
枪状咬骨钳	angular rongeur
耳钳	aural forceps
扁桃体双爪钳	tonsil vulsellum forceps
拔牙钳	dental extracting forceps
兔唇夹	harelip forceps
环钳	sponge holding forceps
气管钳	tracheal forceps
扁桃体止血钳	tonsil forceps
吸引器头	sucker end
脑吸引头	brain sucker end
平凿	chisel

续　表

中文器械名称	英文器械名称
无齿镊	smooth forceps
有齿镊	toothed forceps
长镊	long forceps
短镊	small forceps
眼科有齿镊	ophthalmic toothed forceps
眼科无齿镊	ophthalmic smooth forceps
耳镊	aural forceps
手术弯剪	curved scissors
手术直剪	straight scissors
线剪	stitch scissors
肌肉剪	muscle tissue scissors
棘突剪	spinal scissors
肋骨剪	rib scissors
胸骨剪	sternum scissors
胸腔手术剪	thoracic scissors
喉剪	laryngeal scissors
神经钩	nerve hook
自动拉钩	self-retaining retractor
甲状腺拉钩	thyroid retractor
甲状腺钩	thyroid tenaculum
静脉拉钩	vein retractor
神经拉钩	nerve hook
双头拉钩	double-ended retractor
皮肤拉钩	skin hook
腹部拉钩	abdominal retractor
气管钩	tracheal hook
双头拉钩	double-ended retractor
气管切开钩	tracheotomy hook
持针器	needle holder
肋骨剥离器	costal dissector

中文器械名称	英文器械名称
椎板自动牵开器	spinal self-retaining retractor
髓内钉打拔器	intramedullary pins extractor
神经剥离器	nerve dissector
骨膜剥离器	periosteal dissector
钢板扭转器	bone plate adjustor
肋骨合拢器	rib contractor
肛门扩张器	rectal speculum
膀胱自动牵开器	bladder self-retaining retractor
窥阴器	vaginal speculum
宫颈扩张器	uterine dilator
肋骨牵开器	rib retractor
心房牵开器	atrium retractor
肋骨穿孔器	rib punch
二尖瓣扩张器	mitral valve dilator
支气管喷雾器	broncho-inhalator
气管牵开器	tracheal retractor
气管扩张器	tracheal dilator
乳突牵开器	mastoid retractor
扁桃体挤切器	tonsil Guillotine
窥耳器	otoscope
后颅牵开器	posterior brain retractor
鼻息肉圈套器	nasal polyp snare
扁桃体分离器	tonsil separator
扁桃体圈套器	tonsil snare
扁桃体注射器	tonsil syringe
鼻分离器（鼻中隔剥离子）	septum elevator
鼻中隔扩张器	septum dilator
喉扩张器	laryngeal dilator
开口器	mouth gag
刮匙	curette

续　表

中文器械名称	英文器械名称
骨刮匙	bone curette
胆石匙	gall-stone scoop
子宫刮匙	uterine curette
乳突刮匙	mastoid curette
腺样体增殖刮匙	nasal proliferation curette
筛窦刮匙	ethmoid curette
直肠乙状结肠镜	rectoromanoscope
膀胱镜	cystoscope
尿道镜	meatoscope
膀胱尿道镜	cystourethroscope
胸腔镜	thoracoscope
支气管镜	bronchoscope
直接喉镜	direct laryngoscope
食管镜	esophagoscope
食管扩张镜	esophageal dilator
听觉模型镜	aural model speculum
手摇骨钻	bone hand drill
电动骨钻	electric bone drill
钻头	drill bit
电钻	electric drill
电动颅骨钻	electric cranium drill
胸骨锯	sternum saw
线锯	wire saw
线锯柄	wire saw handle
鼻锯	nasal saw
压肠板	abdominal spatula
骨钢板	steel plate
脑压板	brain spatula
压舌板	tongue spatula
钢尺	steel ruler

续　表

中文器械名称	英文器械名称
探针	sound
尿道探子	urethral sound
丝状体探条	filiform sound
子宫探条	uterine sound
头灯	head lamp
输尿管导管	ureter catheter
金属导尿管	metallic catheter
骨锉	bone file
螺丝钉	screw
骨锤	bone mallet
克式针	kirschner wire
肺门止血带	lung tourniquet
银夹	silver clip
银夹台	silver clips rack

附录四　常见手术名称中英文对照

（一）普通外科手术名称中英文对照

普通外科手术名称中英文对照表

手术名称	英文手术名称
疝修补术	herniorrhaphy
剖腹探查术	exploration laparotomy
胃造口术	gastrostomy
胃修复术	gastrorrhaphy
胃空肠吻合术	gastrojejunostomy
胃大部分切除术	subtotal gastrectomy
全胃切除术	total gastrectomy
阑尾切除术	appendectomy
肠套叠复位术	reduction of intussusception of intestine
结肠切除术	colectomy
结肠造口关闭术	repair of colostomy
经腹会阴直肠切除术	abdominoperineal resection
肛瘘切除术	anal fistulectomy
痔切除术	hemorrhoidectomy
直肠镜、乙状结肠镜检查术	rectoscopy and sigmoidoscopy
甲状腺瘤切除术	excision of adenoma of thyroid
甲状腺次全切除术	subtotal thyroidectomy
乳腺切除术	adenomammectomy
根治性乳房切除术	radical mastectomy
大隐静脉高位结扎及剥脱术	high ligation and stripping of great saphenous vein

（二）泌尿外科手术名称中英文对照

泌尿外科手术名称中英文对照表

手术名称	英文手术名称
肾切除术	nephrectomy
肾造瘘术	nephrostomy
肾盂切开取石术	pyelolithotomy
肾部分切除术	partial nephrectomy
肾切开取石术	nephrolithotomy
肾上腺切除术	adrenalectomy
输尿管中上段切开取石术	ureterolithotomy（upper segment）
输尿管下段切开取石术	ureterolithotomy（inferior segment）
耻骨上膀胱造瘘术	suprapubic cystostomy
膀胱部分切除术	partial cystectomy
膀胱全切术	total cystectomy
乙状结肠膀胱扩大术	sigmoid cystoplasty
耻骨上经膀胱前列腺摘除术	suprapubic transvesical prostatectomy
耻骨后前列腺摘除术	retropubic prostatectomy
经会阴前列腺摘除术	transperineal prostatectomy
尿道扩张术	urethral sounding
膀胱镜检查术	cystoscopy
尿道外口切开术	urethro-meatomy
输精管结扎术	vasoligation
输精管吻合术	vasovasotomy
包皮环切术	circumcision
阴茎部分切除术	partial amputation of penis
阴茎全切及腹股沟淋巴清扫术	amputaion of penis and inguinal lymphadenectomy
精索静脉曲张结扎术	varicocele ligation
隐睾固定术	cryptorchidopexy
附睾切除术	epididymectomy
睾丸切除术	orchiectomy
后尿道修补术	repair of posterior urethra
睾丸鞘膜翻转术	paracentesis tunicae vaginalis
尿道下裂成形术	hypospadia urethroplaty
肾移植术	renal transplantation
经尿道前列腺电切及膀胱肿瘤电切术	transurethral resection of prostate and transurethral resection of bladder
肾动脉与腹主动脉旁路移植术	by-pass of renal artery and aorta

（三）骨外科手术名称中英文对照

骨外科手术名称中英文对照表

手术名称	英文手术名称
脊柱融合术	spinal fusion
颈枕融合术	cervico-occopital fusion
颈椎间盘摘除及椎体间植骨融合术	anterior disectomy of cervical spine and bone graft fusion
胸椎病灶清除术	focal debridement of the thoracic spine
腰椎病灶清除术	focal debridement of the lumbar spine
椎板切除减压内固定术	decompressive laminectomy，internal fixation
椎间盘探查及摘除术	exploration and disectomy of spina
脊柱侧弯矫正术	surgical correction of scoliosis
肩关节离断术	disarticulation of the shoulder joint
肱骨开放复位内固定术	open reduction and internal fixation of humerus
肘关节成形术	arthroplasty of elbow joint
半骨盆切除术	hemipelvectomy
髋关节离断术	disarticulation of hip
髋关节成形术	arthroplasty of hip
髋关节病灶清除术	focus clearance of hip
人工股骨头置换术	artificial femoral head replacement
股骨骨折切开复位术	open reduction of fracture of femur
截肢术	amputation
膝关节镜检查术	arthroscopy of knee
半月板切除术	meniscectomy
小腿延长术	leg lengthening
断肢再植术	replantation of severed limb
断指再植术	replantation of amputated finger

（四） 神经外科手术名称中英文对照

神经外科手术名称中英文对照表

手术名称	英文手术名称
幕上开颅探查、肿瘤摘除术	supratentorial craniotomy exploration，Removal of tumor
颅后凹探查术	posterior cranial exploration
颅内血肿清除术	evacuation of intracranial hematoma
颅骨钻孔术	sphenotresia
开放性颅脑外伤清创术	debridement of penetrating injury of skull and brain
颅骨凹陷骨折复位术	elevation of depressed skull fracture
颅骨修补术	cranioplasty
脊髓肿瘤切除术	vertebral canal tumor exsection
脑脊膜膨出修补术	repair of meningocele
三叉神经根切断术	trigeminal rhizotomy
经颅鼻面脑膜瘤联合切除术	combined cranio-nasal approach for excision of meningioma
颅内动脉瘤手术	operation for intracranial aneurysms
颅外－内动脉吻合术	extra-intacranial arterial anastomosis
脑血管畸形切除术	excision of arteriovenous malformation of cranium

（五） 胸心外科手术名称中英文对照

胸心外科手术名称中英文对照表

手术名称	英文手术名称
胸腔闭式引流术	closed drainage of thoracic cavity
全肺及肺叶切除术	pneumonectomy or pulmonary lobectomy
胸廓成形术	thoracoplasty
食管部分切除术	partial esophagectomy
纵隔肿物切除术	excision of mediastinal tumor
膈疝修补术	repair of diaphragmatic hernia
心包部分切除术	partial pericardiectomy
二尖瓣交界分离术	mitral commissurotomy
动脉导管结扎术	ligation of ductus arteriosus
体外循环术	extracorporeal circulation
动脉瓣切开术	pulmonary valvulotomy
二尖瓣置换术	mitral valve replacement
主动脉－冠状动脉旁路移植术	aortic coronary bypass

（六）肝胆外科手术名称中英文对照

肝胆外科手术名称中英文对照表

手术名称	英文手术名称
胆囊切除术	cholecystectomy
胆囊造口术	cholecytostomy
腹腔镜下胆囊切除术	laparoscopic cholecystectomy
胆总管造口术	choledochostomy
胆总管十二指肠吻合术	choledochoduodenostomy
胆总管空肠吻合术	choledochojejunostomy
胆囊空肠吻合术	cholecystojejunostomy
脾切除术	splenectomy
脾肾静脉吻合术	anastomosis of splenic and renal vein
门静脉至下腔静脉吻合术	anastomosis of portal vein to inferior vena cava
肝脓肿切开引流术	incision and drainage of liver abscess
膈下脓肿切开引流术	incision and drainage of subdiaphragmatic Abscess
肝修补术	suture of liver
肝叶切除术	hepatectomy
肝移植术	liver transplantation
胰十二指肠切除术	duodenopancreatectomy
胰腺移植术	pancreas transplantation

（七）五官科手术名称中英文对照

五官科手术名称中英文对照表

手术名称	英文手术名称
乳突根治术	radical mastoidectomy
单纯乳突凿开术	simple mastoidotomy
鼓膜修补术	tympanic membrane repairing
鼓室成形术	tympanoplasty
镫骨手术	stapedectomy
面神经减压术	facial nerve decompression

手术名称	英文手术名称
鼻息肉摘除术	nasal polypectomy
鼻中隔成形术	septorhinoplasty
鼻骨骨折复位术	fracture of nasal bones reposition
上颌窦根治术	radical maxillary antrotomy
扁桃体摘除术	tonsillectomy
直接喉镜检查术	direct laryngoscopy
支气管喉镜检查术	tracheobronchoscopy
食管镜检查术	esophagoscopy
气管切开术	tracheotomy
喉扩张术	dilation of larynx
全喉切除术	total laryngectomy
垂直半喉切除术	hemipalate
颈外动脉结扎术	ligation of external carotid artery
腭咽成形术	palatopharyngoplasty
唇裂修补术	cleft lip repair
腭裂修补术	cleft palate repair
腮腺混合瘤摘除术	excision of mixed tumor of parotid
下颌骨骨折内固定术	intraoral fixation of fractured mandible
颌下腺摘除术	excision of submaxilary gland
下颌骨切除术	mandibulectomy
上颌骨切除术	maxillectomy

（八）妇产科手术名称中英文对照

妇产科手术名称中英文对照表

手术名称	英文手术名称
经腹子宫切除术	laparohysterectomy
全子宫及附件切除术	total hysterectomy and adnexectomy
多发性子宫肌瘤剔除术	evidement for multiple myomata
子宫次全切除术	subtotal hysterectomy
经阴道子宫全切除术	vaginal hysterectomy

续 表

手术名称	英文手术名称
经阴道子宫黏膜下肌瘤切除术	vaginal myomectomy for submucous myoma
根治性子宫切除术	radical hysterectomy
输卵管切除术	salpingectomy
剖宫产术	cesarotomy
子宫下段剖宫产术	low-segment cesarean Section
腹膜外剖宫产术	extraperitoneal cesarean section
经腹输卵管结扎术	transabdominal tubal sterilization
输卵管吻合术	salpingosalpingostomy
卵巢切除术	ovariectomy
卵巢楔形切除术	wedge resection of ovary
刮宫术	dilatation and curettage
处女膜切开术	hymenotomy
阴道成形术	colpoplasty
阴道前后壁修补术	colporrhaphia anterior-posterior
阴道直肠瘘修补术	repair of recto-vaginal fistula
膀胱阴道瘘修补术	operation for Closure of vesicovaginal Fistula
子宫镜检查术	metroscopy
腹腔镜检查术	laparoscopy
腹腔镜子宫切除术	laparoscopic hysterectomy
腹腔镜附件切除术	laparoscopic adnexectomy
宫颈息肉切除术	excision of cervical polyp

（九）眼科手术名称中英文对照

眼科手术名称中英文对照表

手术名称	英文手术名称
白内障囊内摘除术	intracapsular cataract extraction
眼球摘除术	enucleation of eyeball
斜视矫正术	squint correction
鼻腔泪囊吻合术	dacryocystorhinostomy

附录五 围手术期护理记录单

（一）围手术期护理记录单的内容

1. 一般信息（由病房护士填写）

患者姓名＿＿＿＿＿性别＿＿＿＿＿年龄＿＿＿＿＿床号＿＿＿＿＿住院号＿＿＿＿＿

拟施手术时间＿＿＿＿＿年＿＿＿＿＿月＿＿＿＿＿日＿＿＿＿＿时

拟施手术名称＿＿＿＿＿＿＿＿＿＿＿＿＿＿＿＿＿＿＿＿＿＿＿＿＿＿

手术部位＿＿＿＿＿＿＿＿＿＿＿＿＿＿＿＿＿＿

过敏史＿＿＿＿＿＿＿＿＿＿＿＿＿＿＿＿＿＿＿＿＿＿＿＿＿＿

是否特殊感染　□无；□有＿＿＿＿＿＿＿＿＿＿＿＿＿＿＿＿＿＿

2. 术前核对（以下由各环节的护士逐项核对，在□中打"√"，否者划
"＼"并签名）

核对项目	病房护士	手术室护士（巡回护士）
患者腕带	□	□
禁食	□	□
备皮	□	□
手术部位已标记	□	□
膀胱已排空	□	□
术前遵医嘱用药	□	□
X 线、CT 片＿＿＿张	□	□
义齿、珠宝首饰已摘掉	□	□
患者皮肤有无压疮	□	□
穿病员服	□	□
术中带药（名称＿＿数量＿＿）	□	□
术中备血（成分＿＿单位＿＿）	□	□
病历	□	□
护士签名	＿＿＿＿＿	＿＿＿＿＿

患者到达手术室时间（手术室护士填写）　＿＿＿＿＿时＿＿＿＿＿分

3. 术中护理记录（由手术室巡回护士填写，在□中打"√"，否者划
"＼"）

手术类型　□择期；□急症　手术开始时间＿＿年＿＿月＿＿日＿＿时＿＿分
　　　　　　　　　　　　手术结束时间＿＿年＿＿月＿＿日＿＿时＿＿分

麻醉类型　□全麻；□椎管内神经阻滞；□臂丛神经阻滞；□局麻

静脉输液 □左上肢；□右上肢；□左下肢；□右下肢；其他____

血/血制品 □红细胞悬液___U；□血浆___U；□血小板___U；

□白蛋白___g；□全血___U；□其他___

术中体位 □仰卧；□俯卧位；□截石位；□左侧卧位；□右侧卧位；

□折刀位

左上肢：□固定于身旁；□外展；□自然功能位

右上肢：□固定于身旁；□外展；□自然功能位

应用体位设施 □手臂托板；□约束带；□侧挡板；□腿架；□腰桥；

□牵引床；其他___

应用电刀 □单极；□双极；□应用超声刀

术前皮肤检查 □完好无损；□压红；□其他_____

检查者_____备注_____

术后皮肤检查 □完好无损；□压红；□其他_____

检查者_____备注_____

应用止血带 □左上肢：压力___mmHg；开始时间___时___分；停用时间

___时___分

□右上肢：压力___mmHg；开始时间___时___分；停用时间

___时___分

□左下肢：压力___mmHg；开始时间___时___分；停用时间

___时___分

□右下肢：压力___mmHg；开始时间___时___分；停用时间

___时___分

使用其他仪器 □详细说明_____

尿管 □手术室内导尿；□病房内导尿；尿管型号_____

皮肤消毒 □碘酒；□碘伏；□酒精；□氯己定；□其他_____

植入物 类型_____；规格_____；植入部位_____

类型_____；规格_____；植入部位_____

伤口冲洗 □过氧化氢；□生理盐水；□碘伏；□抗生素液；□其他___

引流 □引流管类型①_____皮外长度___cm

②_____皮外长度___cm

③_____皮外长度___cm

标本 □快速冷冻；□组织学检查；□培养；□常规病理

患者术后送至 □恢复室；□ICU；□病房 巡回护士签名_____

4. 手术器械、敷料清点核对记录（由器械护士、巡回护士填写）

（1）页的正面内容

器械、敷料名称	术前清点	术中加数	关体腔前	关体腔后	器械、敷料名称	术前清点	术中加数	关体腔前	关体腔后
刀　柄					扣 可 钳				
刀　片					大 弯 钳				
剪　刀					大 直 钳				
镊　子					直 角 钳				
持 针 器					肺 叶 钳				
缝　针					肾 蒂 钳				
轴　线					胃　钳				
可吸收线					肠　钳				
电 刀 头					纱 布 垫				
吸　头					纱　布				
胆管探子					纱　球				
金属尿管					纱　条				
缝 合 器					棉　片				
压 肠 板					大 脑 棉				
勺　子					小 脑 棉				
皮　管					花 生 米				
拉　钩					小　鱼				
开 胸 器					带　子				
闭 胸 器									
艾 力 斯									
巾　钳									
卵 圆 钳									
迷 氏 钳									
血 管 钳									
无损伤钳									
取 石 钳									
取 瘤 钳									
蚊　钳									

器械护士签名＿＿＿＿＿＿＿　　　　巡回护士签名＿＿＿＿＿＿＿

（2）页的背面内容

手术包灭菌标识

植入物名称	数量	厂商	签名	备注

体内植入物条形码粘贴处

注：本表由于不能涵盖所有手术器械、敷料，建议根据实际设定器械、敷料名称。

5. 恢复室护理记录（由恢复室护士填写）

（1）到恢复室即刻的评估

基本情况　　　　□满意；□不满意

意识　　　　　　□清醒；□昏睡；□不清醒

气道　　　　　　□无分泌物；□正常；□带气管插管；□舌根后坠

末梢循环　　　　□红润；□苍白；□发绀

体位　　　　　　□左侧卧位；□右侧卧位；□仰卧位；□半坐卧位；
　　　　　　　　□其他

手术区　　　　　□干燥；□渗血

皮肤检查　　　　　□完好无损；□压红；□其他_____

检查者_____备注_____

（2）术后监护管理　□呼吸；□脉搏；□SpO₂；□无创血压；

□有创血压

□氧气　　流量_____L/min

□输血_____；□输液_____

疼痛管理　　　　　□PCIA；□硬膜外镇痛；□神经阻滞；

□其他_____

引流量　　　　　　①_____；②_____；③_____

患者到达恢复室时间_____时_____分；恢复室接收护士签名_____

患者转出恢复室时间_____时_____分；恢复室护士签名_____

患者到达病房时间_____时_____分；病房接收护士签名_____

（二）手术护理记录单书写要求

手术护理记录是指巡回护士对手术患者术中护理情况及所用器械、敷料的记录，应当在手术结束后即时完成。书写要求：

1. 用蓝黑墨水笔填写，字迹清楚、整齐，不漏项。

2. 患者姓名、性别、年龄、体重、科室、床号、日期、住院病历号、无菌包监测、术前诊断、药物过敏史、手术名称、手术间、入室时间、手术体位、术中输血、输液、尿量、引流管、出室时间、血压、脉搏、意识、皮肤等记录内容，应当填写清楚、完整，不漏项。

3. 手术所用无菌包的灭菌指示标识及植入体内医疗器具的标识，经检验后粘贴于手术护理记录单。

4. 物品清点、核对的记录

（1）手术开始前，器械护士和巡回护士须清点、核对手术包中各种器械及敷料的名称、数量，并逐项准确填写。

（2）手术中追加的器械、敷料应及时记录。

（3）手术中需交接班时，器械护士、巡回护士要共同交接手术进展及该台手术所用器械、敷料清点情况，并由巡回护士如实记录。

（4）手术结束前，器械护士和巡回护士共同清点台上、台下的器械、敷料，确认数量核对无误，告知医师。

（5）清点时，如发现器械、敷料的数量与术前不符，护士应当及时要求手术医师共同查找，如手术医师拒绝，护士应在手术护理记录"其他"栏内注明，并由手术医师签名。

5. 器械护士、巡回护士在手术护理记录上签全名，签名要清晰可辨。

6. 术毕，巡回护士将手术护理记录放于患者病历内，一同送回病房。

附录六　围手术期常用检验正常值

1. 血液学检查

（1）血液自动分析仪主要检查指标

白细胞计数（WBC）：$(4.0 \sim 10.0) \times 10^9/L$

红细胞计数（RBC）：$(3.8 \sim 5.5) \times 10^{12}/L$

血红蛋白定量（Hb）：$110 \sim 170g/L$

血细胞比容（HCT）：$36\% \sim 50\%$

红细胞平均血红蛋白浓度（MCHC）：$310 \sim 370g/L$

红细胞平均体积（MCV）：$80 \sim 110fl$

血小板计数（PLT）：$(100 \sim 300) \times 10^9/L$

淋巴细胞百分率（LY）：$20\% \sim 40\%$

单核细胞百分率（MO）：$2\% \sim 10\%$

粒细胞百分率（GR）：$50\% \sim 70\%$

（2）止血和凝血主要检查指标

出血时间（BT）：$1 \sim 3min$

凝血时间（CT）：$2 \sim 8min$

凝血酶原时间（PT）：$11 \sim 13s$

凝血酶时间（TT）：$16 \sim 18s$

活化凝血时间（ACT）：$72 \sim 126s$

活化部分凝血酶时间（APTT）：$31 \sim 45s$

纤维蛋白（FgB）：凝血法 $1.95 \sim 3.8g/L$

血浆纤维蛋白原：$2.0 \sim 4.0g/L$

组织纤溶酶原激活物（TPA）：$1 \sim 12ng/L$（ELISA 法）

纤维蛋白降解产物（FDP）：$12 \sim 62g/L$（ELISA 法）

（3）电解质和肝、肾功能

血清钾：$3.5 \sim 5.5mmol/L$

血清钠：$135 \sim 145mmol/L$

血清氯：$98 \sim 106mmol/L$

阴离子差值（或称阴离子间隙）（AG）：$Na^+ - (Cl^- + HCO_3^-) = 7 \sim 14mmol/L$

谷丙转氨酶（SGPT）：$0 \sim 40U/L$（酶速率法）

谷草转氨酶（SGOT）：$0 \sim 40U/L$

γ-谷氨酰转肽酶（γ-GT）：$15 \sim 105U/L$（酶速率法）

血清总胆红素：3.4～17μmol/L

直接胆红素：0～3.4μmol/L

酚红排泄试验（PSP）：15min 25%～50%；30min 40%～60%

60min 50%～75%；120min 55%～85%

尿素清除试验：40～65ml/（min·1.73m^2）

尿素氮（BUN）：4.28±1.21mmol/L

（4）血液生化检查

血糖（GLU）：3.9～6.2mmol/L

血乳酸（LA）：动脉血0.44～0.8mmol/L，静脉血0.45～1.3mmol/L

血总蛋白（TP）：68～80g/L

白蛋白（ALB）：35～55g/L

球蛋白（GP）：20～30g/L

肌钙蛋白T（TnT）：＜0.2μg/L

高铁血红蛋白（MetHb）：0.005～0.2mmol/L

游离血红蛋白：0～40mg/L（联苯胺法）

血肌酐（Cr）：80～150μmol/L

三酰甘油（TG）：0.56～1.70mmol/L

总胆固醇（TC）：3.1～5.7mmol/L

高密度脂蛋白胆固醇（HDL-C）1.0～1.6mmol/L

低密度脂蛋白胆固醇（LDL-C）1.68～3.40mmol/L

血酮体（KET）：0.05～0.34mmol/L

血清游离脂肪酸（FFA）：176～586μmol/L

磷酸肌酸激酶：CK-MM 90%～95%

CK-MB 0～6%

CK-BB 0～1%

乳酸脱氢酶（LDL）：35～88U/L

血清脂肪酶：0～240U/L（滴定法）

血清胆碱酯酶：30～80U（试纸法）

假性胆碱酯酶：5～15mg/L

胆碱酯酶活性：80%～100%

血清碱性磷酸酶（ALP）：30～130金氏单位/L

血清酸性磷酸酶（ACP）：0～40金氏单位/L

血清淀粉酶：23～85U/L（底物法）

（5）血液激素检查指标

促甲状腺素释放激素（TRH）：5～60ng/L

促甲状腺素（TSH）：0~10mU/L

甲状腺素：（放射免疫法）T_3　1.77~2.47nmol/L

　　　　　　　　　　　　T_4　60~167nmol/L

胰岛素：1~28mU/L

肾上腺素：<480pmol/L

去甲肾上腺素：0.62~3.24nmol/L

醛固酮：0.22~0.34nmol/L

促肾上腺皮质激素（ACTH）：2.2~17.6pmol/L

甲状旁腺素（PTH）：<10.5pmol/L

皮质醇：210~342nmol/L（放射免疫法）

绒毛膜促性腺激素（HCG）：<3.0U/L

抗利尿素（ADH）：1.0~1.5ng/L

2. 尿液检查

（1）一般检查指标

尿液 pH：4.5~8.0

尿量：成年人1.5~2.0L/24h，40~80ml/（kg·24h）

尿比重：1.005~1.025

尿蛋白：阴性

尿细胞数：红细胞0~3个/HP；白细胞0~5个/HP；管型：偶见透明管
　　　　　型；上皮细胞0~少量

尿糖（GLU）：0.56~5.0mmol/24h

尿酮体（KET）：<0.05mmol/24h

尿胆红素：阴性

尿胆原（UBG）：0~5.92μmol/24h

妊娠试验：阴性

（2）尿液生化检查

尿肌酐：8.8~13.2mmol/24h

尿素氮：357~535mmol/24h

尿淀粉酶：8~32U/L（Winslow 法）；35~260U/L（Somogyi 法）

尿儿茶酚胺：88.5~118nmol/24h

尿醛固酮：8~36nmol/24h

3. 脑脊液检查

外观：无色透明、无凝块

pH：7.35~7.40

比重：1.006~1.008

压力：侧卧位：成人 0.7 ~ 1.8kPa（70 ~ 180mmH$_2$O）；
　　　　儿童 0.7 ~ 2kPa（70 ~ 200mmH$_2$O）
　　　　坐位：2 ~ 3kPa（200 ~ 300mmH$_2$O）

蛋白：成人 0.15 ~ 0.45g/L；儿童 0.20 ~ 0.40g/L；新生儿 0.20 ~ 1.20g/L

葡萄糖：2.5 ~ 5.0mmol/L

细胞数：成人（0 ~ 5）× 10^6/L
　　　　儿童（0 ~ 15）× 10^6/L
　　　　新生儿（0 ~ 30）× 10^6/L

电解质：Na$^+$ 138 ~ 150mmol/L
　　　　K$^+$ 2.5 ~ 3.2mmol/L
　　　　Cl$^-$ 110 ~ 130mmol/L

4．血液气体分析

pH：动脉血 7.35 ~ 7.45；静脉血 7.31 ~ 7.42

氧饱和度（SaO$_2$）：动脉血 90% ~ 100%；静脉血 60% ~ 80%

血氧分压（PaO$_2$）：动脉血 10.6 ~ 13.3kPa（80 ~ 100mmHg）
　　　　　　　　　静脉血 4 ~ 6.8kPa（30 ~ 50mmHg）

混合静脉血氧分压：5.3kPa（40mmHg）

氧含量（CaO$_2$）：动脉血 150 ~ 220ml/L；静脉血 100 ~ 160ml/L

肺泡 – 动脉血氧分压差（A-aDO$_2$）：1.33 ± 0.67kPa（10 ± 5mmHg）

动脉血二氧化碳分压（PaCO$_2$）：4.6 ~ 6.0kPa（35 ~ 45mmHg）

二氧化碳结合力（CO$_2$CP）：20 ~ 30mmol/L

实际碳酸氢盐（AB）：21 ~ 28mmol/L

标准碳酸氢盐（SB）：21 ~ 25mmol/L

剩余碱（BE，也称碱差 BD）：± 3mmol/L

缓冲碱（BB）：41 ~ 48mmol/L

5．肺功能检查

潮气量（VT）：8 ~ 12ml/kg 或 0.5 ~ 0.6L

功能残气量（FRC）：男性：2.33L；女性：1.58L

肺总量（TLC）：男性：5.02L；女性：3.46L

呼吸频率（RR）：成人：12 ~ 20 次/分；儿童：20 ~ 30 次/分
　　　　　　　　新生儿：30 ~ 40 次/分

分钟通气量：平均值 4.2L

通气血流比值（V/Q）：0.8

最大通气量（MMV）：男性：1.74 ± 0.04L/s；女性：1.38 ± 0.04L/s

用力呼气量（FEV）和第 1 秒呼气比率（FEV$_1$%）：2.83L（83%）

静息呼吸功：0.246kg/（m·min）

气道阻力：1~3cmH$_2$O/（L·S）

肺总顺应性：0.23L/cmH$_2$O

6. 循环功能检查

动脉血压（BP）：成人　　　　收缩压16~18.7kPa（120~140mmHg）
　　　　　　　　　　　　　　舒张压9.53~10.7kPa（70~80mmHg）

　　　　　　　　学龄前儿童　收缩压10.7~12kPa（80~90mmHg）
　　　　　　　　　　　　　　舒张压7.33~7.86kPa（55~59mmHg）

　　　　　　　　学龄儿童　　收缩压12~13.3kPa（90~100mmHg）
　　　　　　　　　　　　　　舒张压7.86~8.13kPa（59~61mmHg）

　　　　　　　　新生儿　　　收缩压10.7±2.1kPa（80±16mmHg）
　　　　　　　　　　　　　　舒张压5.33±2.1kPa（40±16mmHg）

心率：新生儿130~160次/分；6~12月120~130次/分

　　　1~3岁100~120次/分；4~6岁80~100次/分

　　　7~14岁60~100次/分；成人60~80次/分

每搏量（SV）：男性95.5±5.6ml；女性76.9±4.1ml

每搏指数（SI）：40~60ml/m^2

心排量（CO）：男性6.44±0.32L/min；女性5.49±0.29L/min

心脏指数（CI）：男性4.0±0.5L/（m^2·min）；女性3.7±0.5L/（m^2·min）

射血分数（EF）：40%~80%

外周静脉压（VP）：0.29~1.42kPa（2.2~10.7mmHg）

中心静脉压（CVP）：0.588~0.981kPa（6~10cmH$_2$O）

肺动脉压（PAP）：收缩压2.0~4.0kPa（15~30mmHg）
　　　　　　　　　舒张压0.8~1.6kPa（6~12mmHg）
　　　　　　　　　平均压1.3~2.4kPa（10~18mmHg）

肺毛细血管楔压（PCWP）：0.8~1.6kPa（6~12mmHg）

右心房压（RAP）：0~0.667kPa（0~5mmHg）

右心室压（RVP）：平均压1.6~2.13kPa（12~16mmHg）

左心房压（LAP）：0.533~1.07kPa（4~8mmHg）

左心室压（LVP）：收缩压12~18.7kPa（90~140mmHg）
　　　　　　　　　舒张压0.533~1.07kPa（4~8mmHg）

外周血管总阻力（TPR或SVR）：100~130（kPa·s）/L［1000~1300（dyn·s）/cm^5］

肺血管总阻力：15~23（kPa·s）/L［150~230（dyn·s）/cm^5］

左室每搏功（LVSW）：80~110g/m

右室每搏功（RVSW）：10～15g/m
臂舌循环时间：9～16s
臂肺循环时间：4～8s

参 考 文 献

[1] 李涛，陈登国，孙刚. 突发事件应急救援手册. 北京：军事医学科学出版社，2010.

[2] 朱丹，周力. 手术室护理学. 北京：人民卫生出版社，2008.

[3] 梅骅. 泌尿外科手术学. 北京：人民卫生出版社，2009.

[4] 周总光，赵玉沛. 外科学. 北京：高等教育出版社，2009.

[5] 黄志强，金锡御. 外科手术学. 北京：人民卫生出版社，2005.

[6] 宋烽，王建荣. 手术室护理管理学. 北京：人民军医出版社，2004.

[7] 卿恩明. 器官移植术与组织移植术. 北京：人民卫生出版社，2004.

[8] 王方. 现代化洁净手术部护理工作指南. 北京：北京大学医学出版社，2005.

[9] 刘正良，彭望香. 手术室护理管理. 长沙：湖南科学技术出版社，2004.

[10] 魏革，刘苏君. 手术室护理学. 北京：人民军医出版社，2005.

[11] 池金凤. 临床护理应急预案与程序. 北京：军事医学科学出版社，2004.

[12] 潘鑫. 现代化手术室护理实用全书. 长春：吉林科学技术出版社，2005.

[13] 赵体玉. 洁净手术部（室）护理管理与实践. 武汉：华中科技大学出版社，2010.

[14] 汪小敏.《手术安全核查制度》与《医院手术（部）室管理规范》贯彻实施及手术室质量安全管理操作细则. 北京：人民卫生出版社，2010.

[15] 中华人民共和国建设部，中华人民共和国国家质量监督检验检疫总局联合发布. 医院洁净手术部建筑技术规范 GB50333. 北京：中国计划出版社，2002.